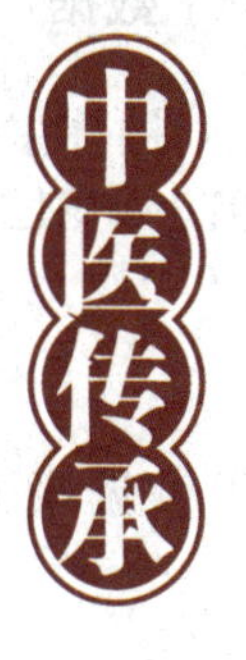

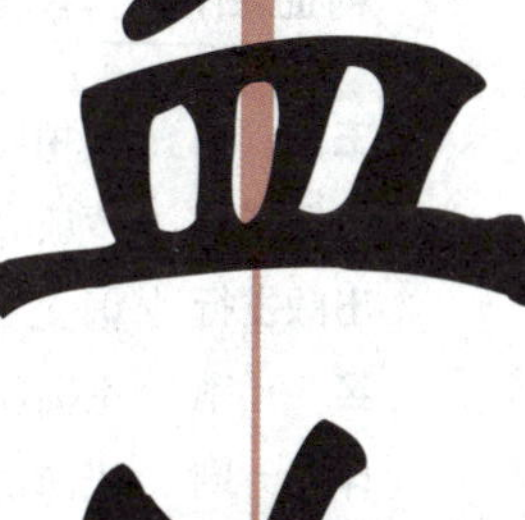
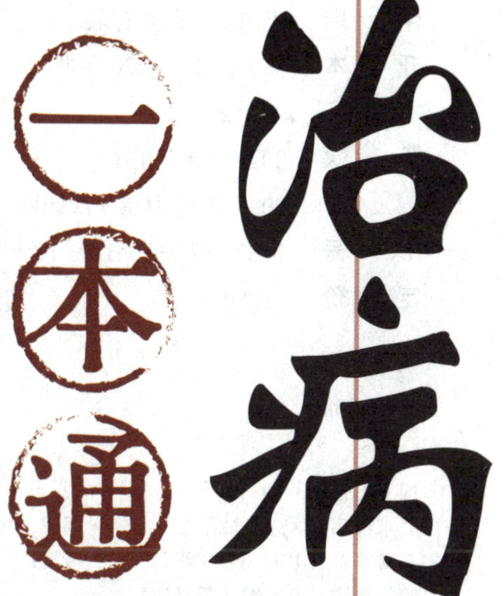

刺血治病一本通

刘柏林
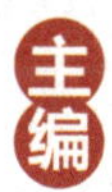

国文出版社
·北京·

图书在版编目（CIP）数据

刺血治病一本通 / 刘柏林主编. -- 北京 : 国文出版社, 2025. -- ISBN 978-7-5125-1969-5（2025.11 加印）

Ⅰ. R245.31

中国国家版本馆 CIP 数据核字第 2025T5U483 号

刺血治病一本通

主　　编　刘柏林
责任编辑　罗敬夫
出版发行　国文出版社
经　　销　全国新华书店
印　　刷　天津泰宇印务有限公司
开　　本　880 毫米 ×1230 毫米　32 开
　　　　　　2 印张　40 千字
版　　次　2025 年 6 月第 1 版
　　　　　　2025 年 11 月第 4 次印刷
书　　号　ISBN 978-7-5125-1969-5
定　　价　12.80 元

国文出版社
北京市朝阳区东土城路乙 9 号　邮编：100013
总编室：（010）64270995　传真：（010）64270995
销售热线：（010）64271187
传真：（010）64271187-800
E-mail：icpc@95777.sina.net

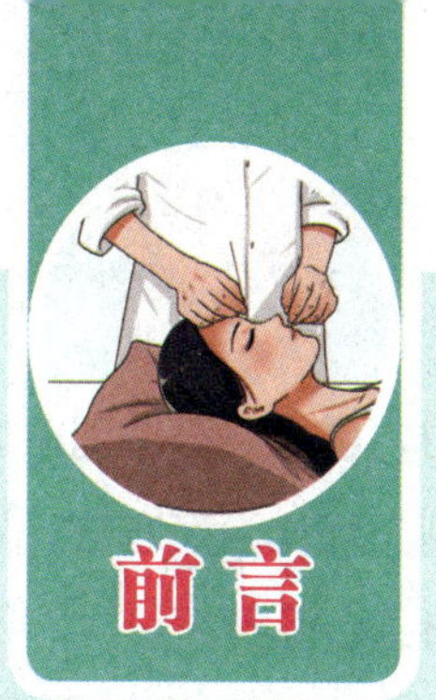

前言

在人类追求健康与长寿的漫长历史中，各种治疗方法如繁星点点，闪耀在医学的天空。其中，刺血疗法这一源自远古的医疗技术，以其独特的治疗理念和操作方法，跨越了数千年的时空，至今仍在一些医疗领域中发挥着独特的作用。

刺血疗法，又叫放血疗法，通过刺激特定穴位放血，能够疏通经络、调和阴阳，排出体内的瘀血和热毒等，以促进气血的运行，达到治疗疾病的目的。而现代医学的研究，赋予了刺血疗法作用机制新的解释，认为其能促进血液循环、减轻炎症、调节免疫系统功能等。实践证明，在应对高热、急性疼痛、局部充血以及某些慢性病症时，刺激穴位适量放血，往往能迅速缓解症状，激发机体自愈机制。此外，刺血疗法还对神经系统功能具有调节作用，在缓解焦虑、抑郁等心理状态方面，也颇具成效。

随着生物医学技术的不断进步，刺血疗法的应用变得越来越精细化和个性化。在现代中医医疗机构、物理康复中心和一些西方国家的自然疗法机构中，刺血疗法被广泛地应用于疼痛管理、皮肤病治疗、心理健康调节等各个方面。尤其是与针灸、拔罐等传统疗法协同运用时，更彰显出独特疗效。

刺血疗法作为人类医学宝库中一颗璀璨的明珠，既承载着先祖的智慧与经验，同时也要面临着现代科学的审视与考验。因此，我们应在尊重历史传承的同时，秉持着开放而审慎的态度，用科学的研究方法不断深化其作用机制，优化治疗方法，确保在安全、有效的框架内，用它来服务于人们的身心健康。

这本《刺血治病一本通》正是站在这些角度，从刺血疗法的起源说起，讲述了它的发展历程，介绍了它的特点和作用、针具和针法等，并详细讲解了刺血疗法在内科、外科、妇科、儿科、皮肤科等疾病科中常见病的具体应用，对疾病中涉及的穴位均配以人体穴位图和刺血治疗图，以直观、清晰的方式辅助读者理解，力求为读者呈现一个系统、实用的刺血疗法知识体系。

希望本书能成为广大医学爱好者了解与应用刺血疗法的得力助手，助力大家在实践中不断探索、创新，推动刺血疗法在现代医学领域持续发展，让这一古老的疗法在守护人类健康的征程中焕发出新的生机与活力。

最后提醒大家，本书旨在弘扬中医文化，只作阅读了解使用。刺血疗法专业性非常强，具体操作和应用，一定要在专业医师指导下进行。

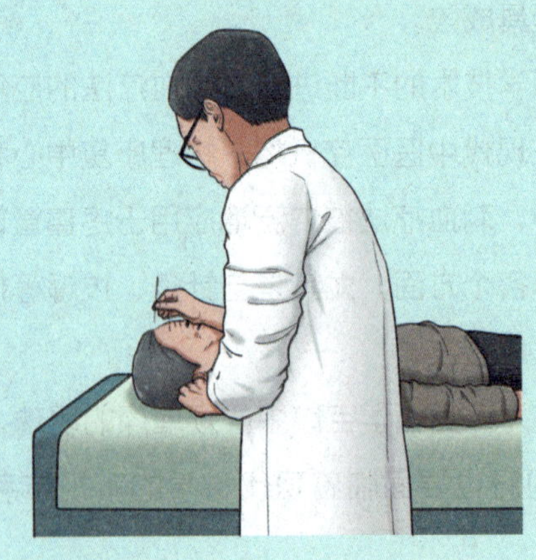

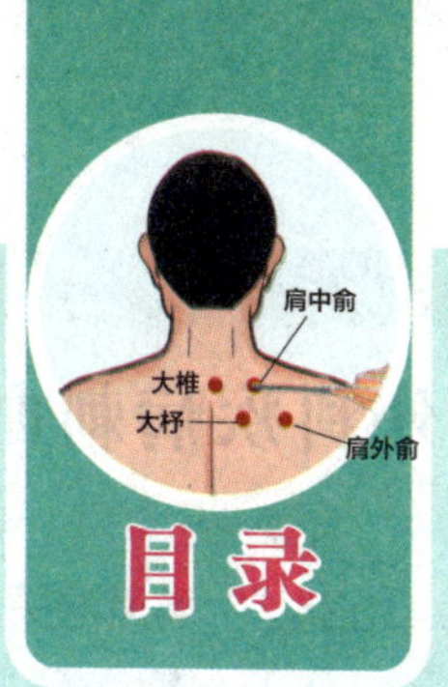

目录

第一章　刺血疗法面面观

刺血疗法的起源和发展 002
刺血疗法的特点 004
刺血疗法的功效 007
刺血疗法的常用针具 009
刺血疗法的常用针法 011
刺血疗法的取穴特点 015
刺血疗法的配穴方法 017
刺血疗法的适应证与禁忌证 019

第二章　内科疾病刺血疗法

感　冒 024
腹　痛 026
便　秘 028
慢性胃炎 029
泄泻 031

第三章　外科疾病刺血疗法

急性阑尾炎……034
下肢静脉曲张……035
颈椎病……036
类风湿关节炎……039
腰椎间盘突出症……041

第四章　皮肤科与五官科疾病刺血疗法

湿疹……044
痤疮……046
慢性鼻炎……048
牙痛……050

第五章　妇科与儿科疾病刺血疗法

痛经……052
月经不调……053
小儿发热……054
小儿腹泻……057

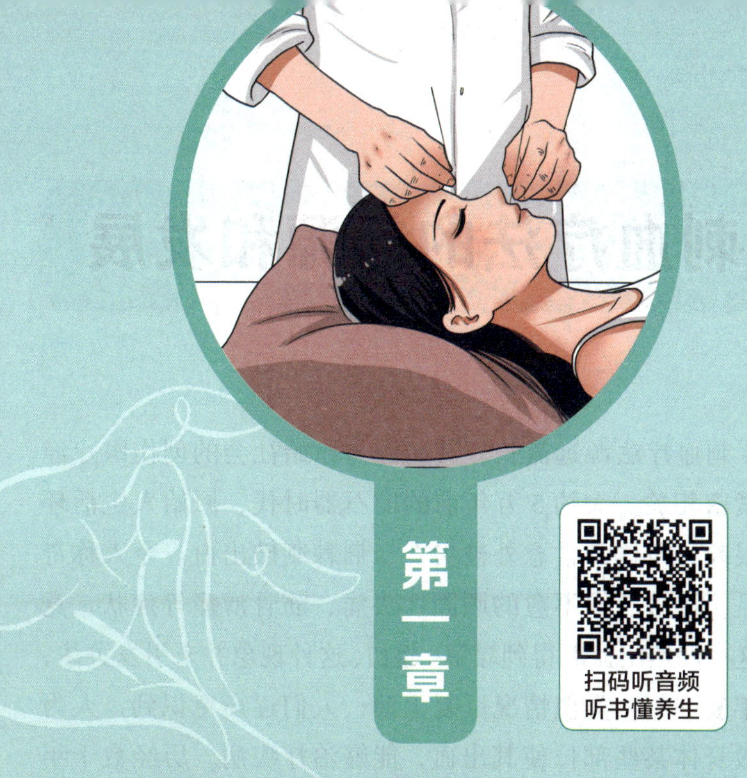

第一章

扫码听音频
听书懂养生

刺血疗法面面观

刺血疗法，又叫放血疗法，是一种通过刺破人体特定部位的浅表血管以释放血液从而达到治疗目的的治疗方法。以简单、便捷、有效、经济的特点而著称，具有清热解毒、疏通经络、消肿活络、缓解疼痛、调和气血、开窍醒神、祛风止痒等多种功效。

刺血疗法的起源和发展

刺血疗法源远流长，其起源与原始社会的创伤医疗经历紧密相关。大约5万年前的旧石器时代，原始人生活环境艰险，肢体常常意外被尖石、荆棘刺破出血。令人称奇的是，许多长期不愈的顽固性头痛、筋骨痹痛等症状，竟在这些偶然出血后得到缓解。起初，这种现象并未引发关注，但年复一年，类似情况反复上演，人们逐渐意识到，人为刺激身体某些部位使其出血，能够治疗疾病。历经数千年的经验积累，到了新石器时代，专门用于治疗的工具——砭石应运而生。

随着生产力逐步发展，刺血疗法的治疗工具在材质和工艺上不断革新。新石器时代晚期，人们将动物骨骼精心磨制成圆钝的骨针，用于浅刺放血。到了仰韶文化时期，破碎的陶片因其天然的锋利边缘，成为新的放血工具，西安半坡遗址出土的带血陶片就是明证。商周时期，更是出现了青铜三棱针，殷墟出土的青

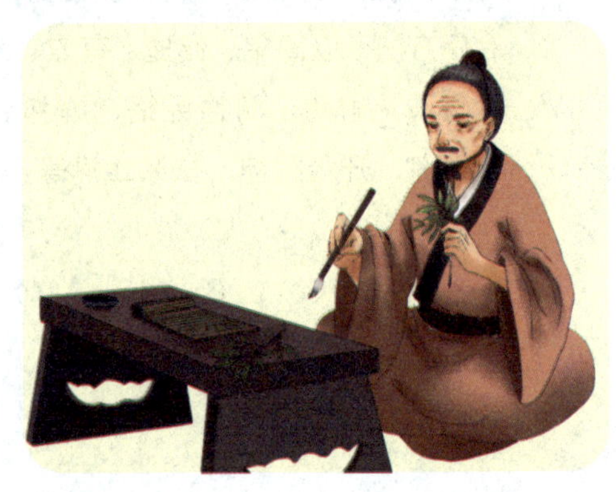

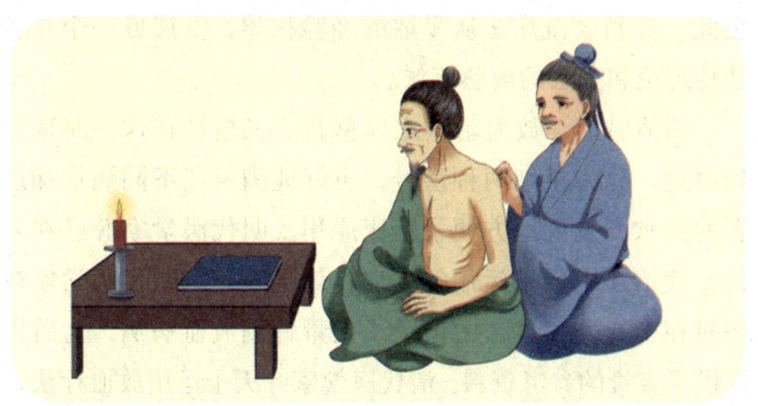

铜针刃口极为精细，标志着刺血疗法朝着精准化方向迈出重要一步。

在此之后，历代医学家积极投身实践，积累了大量宝贵的刺血治疗经验。据《史记》记载，春秋时期，名医扁鹊运用百会穴放血之法，成功救治了患“尸厥症”的虢国太子。东汉时，华佗通过针刺放血，有效缓解了曹操的“头风症”。唐代，御医为唐高宗实施头顶放血，使其摆脱了“头眩不能视症”的困扰，重见清晰世界。宋代，有医家针刺患者太溪穴放出黑血，治愈了男子喉痹。而且在宋代，刺络放血疗法被编入针灸歌诀，得以在民间广泛传播。

金元时期，医学家刘完素通过细致观察与实践，发现“八关大刺”，也就是刺十指间出血，能够有效缓解烦热症状。他提出许多病症根源在于体内火热，而刺血恰好可以排出热邪。金代医学家张从正深受刘完素影响，传承并进一步发展放血疗法，凭借此疗法攻克了诸多疑难杂症。同一时期，名医李杲的刺血攻邪理论在其弟子的传承下逐渐完善。

至此，针刺放血疗法从零散的经验积累，发展成一个具备独特理论和方法的成熟流派。

明清时期，放血治病之风盛行。三棱针在这一时期得到改进，分为粗细两种型号，更好地满足了不同病症和患者的需求，极大地方便了临床应用。明代医学家薛己在外科急症治疗中频繁运用针刺法，效果显著。明代医学家杨济时在《针灸大成》中记录了大量针刺放血病例，为后世提供了宝贵的参考资料。清代医学家叶天士运用放血疗法，治愈了众多喉科疾病患者。然而，清末时期，由于社会发生剧烈变革，西方思想强烈冲击，加之刺血疗法本身难度较大，学习和掌握不易，它的发展陷入困境，应用范围不断缩小。

中华人民共和国成立后，医学事业迎来蓬勃发展的新局面，刺血疗法重新受到医学界的高度重视。近 30 年来，随着研究的不断深入和实践经验的持续积累，刺血疗法的治疗效果日益提升，适用病症范围不断扩大。如今，在许多疑难杂症的治疗中，刺血疗法都发挥着重要作用，帮助众多患者摆脱病痛，恢复健康，再度彰显出其独特的医学价值。

刺血疗法的特点

刺血疗法作为传统中医疗法，历经岁月沉淀，凭借诸多突出特性，在疾病治疗与健康养护领域持续散发独特魅力。

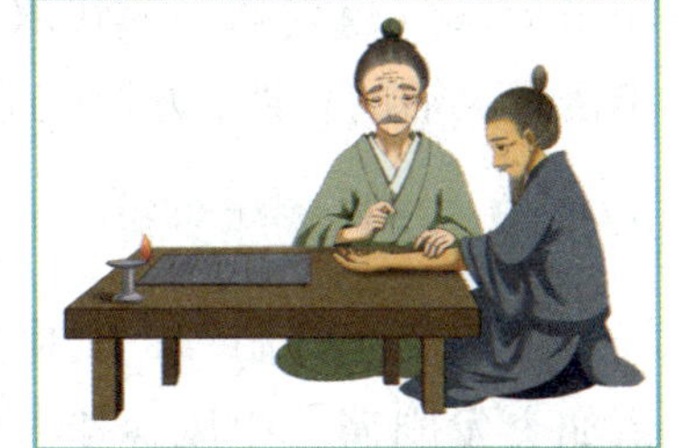

1. 操作简便，易于掌握

刺血疗法无需复杂医疗器械，仅需简单针具即可操作，步骤简明。遇到紧急状况，就地取材也能施行。玻璃碎片、带锋利尖端的金属或陶瓷制品，经常规消毒，均可充当刺血工具。这种便捷性，使刺血疗法在医疗资源短缺或紧急突发场景中，依旧能够发挥作用。

2. 疗效迅速，立竿见影

刺血疗法常常能在短时间内展现显著疗效，对许多顽固疑难病症效果出众。像各类因素导致的高热、昏迷、惊厥，以及急性炎症、各类软组织损伤、某些食物中毒，只要属于热证、实证范畴，刺血治疗后，症状短时间内就能得到缓解，病情得到控制，部分患者甚至可直接治愈。例如，高热患者刺血后，体温可能迅速回落；急性炎症引发的疼痛，刺血后也会大幅减轻。

3. 方法多样，灵活变通

依据不同病症，刺血疗法有丰富操作手法可选，包括点刺、散刺、缓刺、速刺、轻刺、中刺、重刺等。使用工具同样多元，三棱针、梅花针、毫针是常用工具，特殊情形下，小眉刀、注射针头也能用来刺血。紧急时刻，竹签、陶瓷碎片、玻璃碎片等都能成为临时工具。治疗手法方面，三棱针点刺、梅花针叩刺、毫针散刺均可，还能采用割治疗法，或者在刺络后配合拔火罐，强化放血效果，提升治疗成效。这种丰富且灵活的特性，方便医生根据患者个体差异精准施治。

4. 适用广泛，跨越多科

古代受条件制约，刺血疗法主要用于救治急性病症，诸如突发剧痛、中风昏迷、疔疮毒痈等。但伴随临床实践的持续推进，其适用病症范围不断拓展。如今，刺血疗法可应对近 200 种病症，广泛覆盖内、外、妇、儿、骨、皮肤、五官等多个科室。近些年来，刺血疗法还进军美容保健领域，在痤疮、黄褐斑、面部色素斑等皮肤病治疗上表现出色，为人们的美丽与健康增添助力。

5. 穴位丰富，选择多元

人体穴位繁多，治疗同一种疾病时，往往有多个放血穴位可供挑选。研究显示，肘膝以下的特定穴、经外奇穴、病灶区以及病理反应点处的穴位，在刺血疗法中使用频率较高。部分穴位应用极为广泛，能应对数十种病症。就拿耳尖穴来说，它对急性结膜炎、急性扁桃体炎等多种疾病疗效显著，在临床治疗中被频繁运用。

此外，刺血疗法安全性高、不良反应少、费用低廉。操作过程只要规范，基本不会引发不良反应。而且，相比部分复杂、费用高昂的治疗手段，刺血疗法成本低，大大减轻了患者的经济压力，让更多人有机会从中受益。

刺血疗法的功效

刺血疗法，能化解经络里气血堵塞的状况，调节局部经络与人体脏腑的紊乱，让气滞血瘀的异常状态回归正常，从而实现治疗疾病的目的。

1. 泻热解毒

刺血疗法在泻热解毒方面效果显著，主要适用于阳气过盛引发的发热、热毒极为强盛，以及因毒邪入侵导致的疮疡病症。阳气过盛通常会连带血液过于充盈，通过放血，能够把血脉中的邪热宣泄出去，削弱过盛的阳气，促使肌体的气血恢复正常状态。此外，放血能够让侵入肌体的毒邪随着血液排出体外，借助调理气血的功效，使肌体重新回到健康状态。像急性乳腺炎、丹毒、疖肿、急性阑尾炎、红眼病、毒虫咬伤等病症，都可以运用刺血疗法来消解毒性。

2. 消肿止痛

中医有“通则不痛，痛则不通”的说法，任何导致气血瘀滞、经络堵塞的因素，都可能引发疼痛。比如因跌打损伤造成肢体局部肿胀或疼痛，根源就在于气滞血瘀，致使经络出现了淤积。使用三棱针放血，能够排除局部经脉里的瘀血和病邪，让经脉重新通畅起来，进而达成消肿止痛的效果。针刺放血通过刺激血络，依据辨证结果放出适量血液，使经脉通畅无阻，改变气血瘀滞的病理状况。在临床上，治疗各类疼痛病症，正是运用刺络的方式来实现“通则不痛”的目标。

3. 祛瘀通络

只要肢体存在疼痛症状，经脉大概率就存在闭塞不通的问题。古代医者认为“凡刺之理，经络为始”，疏通经络是针灸治疗疾病的根本。经络一旦不通，气血便无法顺畅运行，肌体得不到滋养，就会滋生诸多疾病。所以，历代医家都把刺血当作通经活络的主要手段。正如《黄帝内经》所说：“脉结血不和，决之乃行。”意思是利用刺血疗法强大的疏经活络功效，让气血运行顺畅，实现通经活络、止痛镇痛的目的。临床上，多数疼痛病症都会采用刺血疗法进行治疗。

4. 醒脑开窍

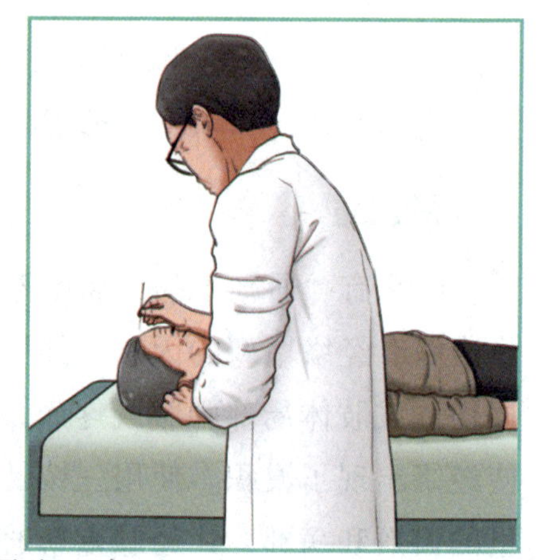

针对中风、惊厥、中暑、癔症、昏迷等危急重症，刺络放血还具备醒脑开窍的作用，从古至今，在临床上应用极为广泛。比如傅青主通过针刺眉心来治疗产后血晕，现代临床上针刺井穴出血以救治中风闭证等，都充分体现了这一点。

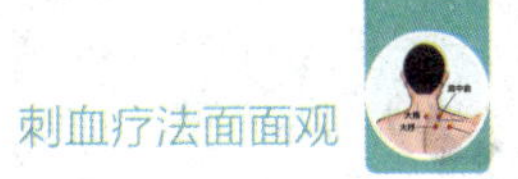

5. 祛风止痒

古人觉得痒是风邪潜藏在血脉中的表现，因此有“治风先治血，血行风自灭”的说法。针刺放血能够疏通血脉，调理气血，让风邪没有容身之处，从而达到祛风止痒的效果。

刺血疗法的常用针具

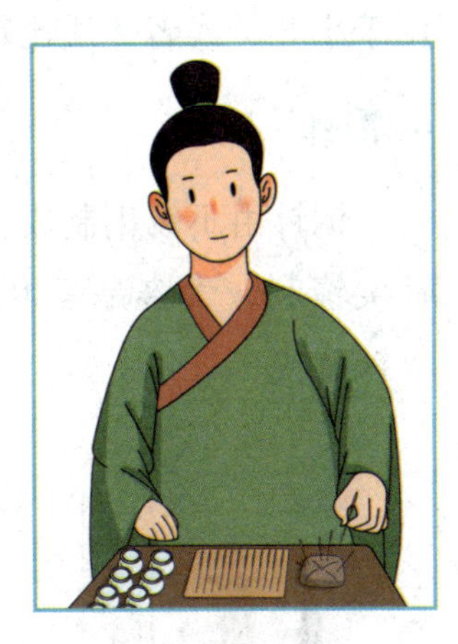

刺血疗法的实施离不开合适的针具，不同针具各有特点，适用于不同人群与病症。

1. 三棱针

三棱针是刺血疗法里最常用的工具，古称“锋针”。一般由不锈钢打造，长度大概在6~7厘米。针柄微粗呈圆柱形，针身呈三棱形状，尖端三面都有刃，针尖十分锋利。有大、中、小三种型号，供医生在临床上根据实际情况选择。三棱针主要适用于成年人，在浅表静脉处进行泻血，专门用于点刺、挑刺放血。

2. 梅花针

梅花针也叫“皮肤针”或者“七星针”。这种针具比较特别，由几支短针组合而成。使用的时候，通过叩刺的方式刺激人体穴位或特定部位。其外形像小锤子，由针柄、针锤、针盘和针尖构成。针柄通常长 15~19 厘米，一端连着像莲蓬一样的针盘，针盘下面错落镶嵌着不锈钢短针。根据镶嵌短针数量的不同，又有不同叫法，比如五支针的叫梅花针，七支针的叫七星针，十八支针的叫罗汉针。

3. 毫针

毫针长短不一样，现在大多是用 18 号不锈钢制作，它其实就是古代“九针”里的毫针。长度 3~4 厘米，主要适用于小儿，或者体质比较虚弱的患者。

4. 钢针

钢针由不锈钢制成，长度约 6~8 厘米，针体是圆锥形，针尖锋利，大多是医生自己制作的，有时也会用不锈钢缝衣针替代。

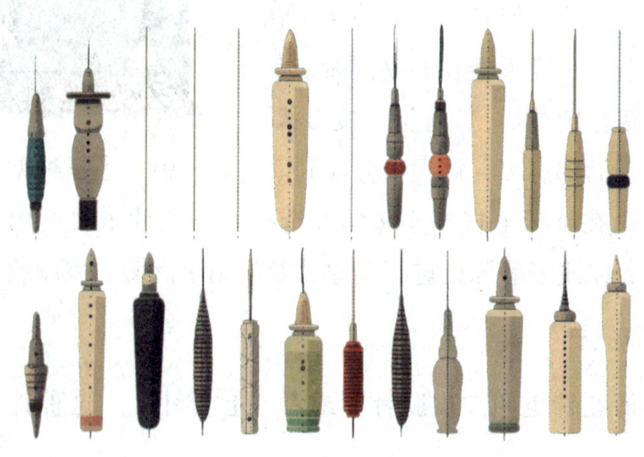

5. 小眉刀

小眉刀是从古代九针中的“铍针”演变而成的，是一种用钢质材料做成的医用小刀。刀柄长3~6厘米，刀口倾斜，形状像眉毛，专门用来做割治、挑刺和泻血等操作。

如果没有上面这些专门的针具，注射器针头、一次性采血针、刮脸刀片等也可以临时用来替代。但在使用时一定要注意做好消毒，确保安全。

刺血疗法的常用针法

刺血疗法历史悠久，凭借其独特的治疗效果，在传统医学中占据重要地位。其丰富多样的针法，是实现精准治疗的关键。根据针刺部位和操作手法的不同，刺血疗法的常用针法可分为两大类。

按针刺部位分类

1. 血络（静脉）刺血法

这种刺血手法，主要针对皮下浅静脉。操作时，选用三棱针或毫针，直接刺入皮下浅静脉。刺入后，血液会自然流出，直到出血停止，无需额外止血措施。整个过程依靠血液自然流动，让身体内的“病血”排出体外。常用于治疗一些血液瘀滞类疾病。

2. 孔穴刺血法

孔穴刺血法聚焦于穴位。操作时，用三棱针轻轻刺破穴位处的皮肤，让血液流出。如果出血量不够，会通过挤压穴位周边皮肤，或者采用拔火罐的方式，来增加出血量，以达到治疗所需的血量标准。这种方法常用于通过穴位调节身体机能、疏通经络的治疗中。

3. 局部刺血法

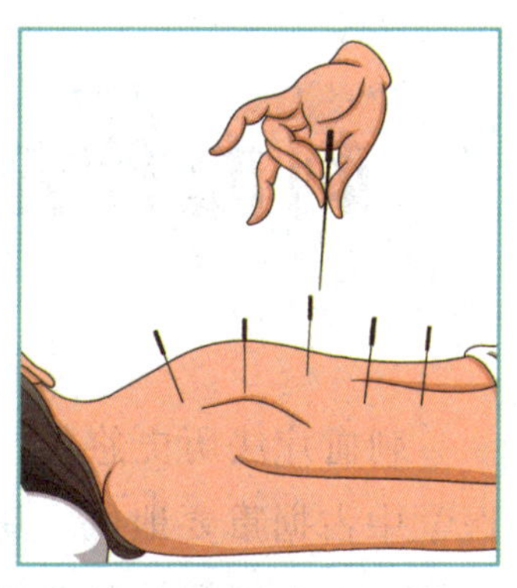

当身体局部出现病症时，局部刺血法便能派上用场。操作时，用三棱针在患病部位，或者四肢末梢等特定区域进行点刺，让血液流出，血量一般以如豆粒大小为宜。或是先用梅花针在局部皮肤进行重叩，随后加拔火罐，通过负压吸引，促使血液流出。常用于治疗局部炎症、疼痛等疾病。

按操作手法分类

1. 点刺放血法（点刺法）

操作前，先对局部进行消毒。准备就绪后，用左手捏紧需要针刺穴位处的皮肤，右手持针，快速刺入皮肤，随即退针。接着，再用手轻轻挤压穴位周边皮肤，使血液或黏液适量排出。此方法主要适用于四肢末梢部位的穴位。

比如，点刺十二井穴、少商穴、十宣穴等，可以缓解中暑、中风、昏厥、发热、咽喉肿痛等症状；点刺四缝穴，通过排出黏液，可以治疗疳积、消化不良等疾病。

2. 围刺放血法（围刺法）

围刺放血法针对病变部位的周边进行操作。操作时，先对局部进行消毒，然后右手持三棱针，在患处周围的皮肤上点刺数针。点刺后，或是用手指轻轻挤压，或是加拔火罐，目的是让脓血彻底排出，从而减轻局部的肿胀和疼痛。常用于治疗局部瘀血、肿痛以及顽癣等疾病。

3. 挑刺放血法（挑刺法）

挑刺放血法的操作较为精细。操作时，先用左手按压被刺部位两侧，固定好皮肤。右手持三棱针或粗圆针，挑破压痛点或穴位处的皮肤，使其出血。有时，还会将针深入皮肉，挑出或挑断部分纤维组织，并挤压出血。操作完成后，会用碘酒消毒，再敷上无菌纱布，并用胶布固定。该方法适用于胸部、腹部、背部、头面部以及肌肉浅薄的部位，常用于治疗目赤肿痛、丹毒、乳痈、痔疮等疾病。

4. 扬刺放血法（丛针扬刺法）

扬刺放血法需要将数枚针捆绑在一起。操作时，右手捏持丛针，缓慢压入穴位，深度一般在 2~5 分。压入后，迅速将丛针拔出，接着挤压穴位局部皮肤，让适量血液流出。在临床上，大椎、身柱等穴位采用此刺血法，可治疗疟疾；大椎、身柱、肺俞等穴位刺血，则对治疗外感发热等症状有效。

5. 密刺放血法（密刺法）

密刺放血法可选用梅花针叩刺，也可用三棱针点刺。针刺部位为颈部、肩背部、胸腹部以及患处的皮肤，使皮肤微微出血。有时，为了增强治疗效果，还会加拔火罐。这种方法主要用于治疗全身性或局部性疾病，像脱发、神经性皮炎、局部皮肤麻木等，都可通过密刺放血法进行调理。

6. 捏起放血法（速刺法）

捏起放血法操作速度快。操作时，先用左手捏起被刺穴位处的肌肉，右手持三棱针或毫针，快速刺入穴位，深度一般在0.5~1分，随即迅速退针。退针后，用手挤压局部，促使血液尽快流出。耳尖、印堂、攒竹等穴位常采用这种放血法，主要适用于头、面部肌肉较浅的部位。

7. 结扎放血法（缓刺法）

结扎放血法操作步骤稍多。操作时，先取一根橡皮带，将被刺部位的上端扎紧。局部消毒后，左手大拇指按压在被刺部位的下端，右手持三棱针，对准被刺部位的静脉，缓慢刺入脉中，随后缓缓退针，让少量血液流出。要注意，待黑色血液流尽即可，避免出血过多。血液停止流出后，解开橡皮带，用消毒干棉球按压针孔。此方法主要用于四肢部位，例如在尺泽、委中穴刺血，可治疗吐泻、急性腹痛等疾病。

8. 火针法（火针刺）

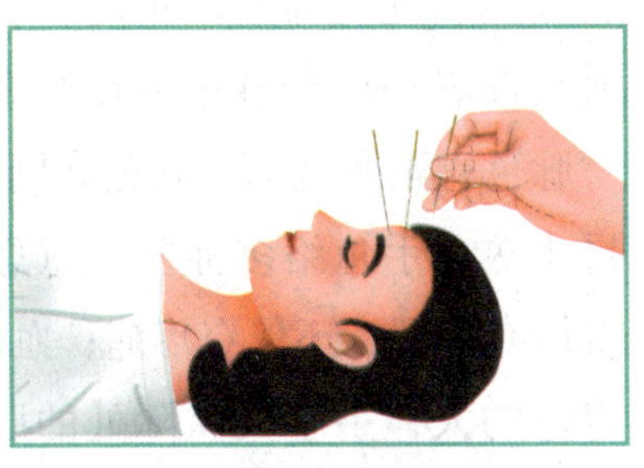

火针法较为特殊。操作时，先将特制的金属针烧红，然后迅速刺入特定部位，刺入后又迅速退出。这种方法能起到温经散寒、活血化瘀、软坚散结等治疗作用。早在《黄帝内经》中，就有对火针疗法的记载，当时称之为“焠刺”“燔针”。在临床上，火针法常用于治疗寒痹、血瘀等疾病。

刺血疗法的取穴特点

刺血疗法依据中医的经络、脏腑以及气血理论来辨证治疗，在取穴方面有以下显著特点：

1. 多取经穴附近的血络

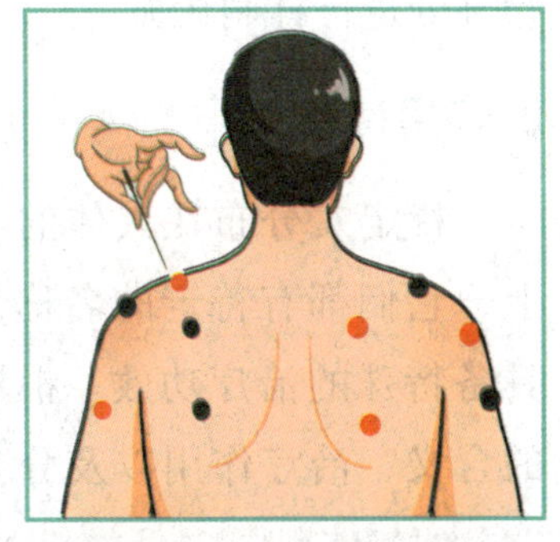

刺血时，常选取穴位处以及穴位周边那些瘀血阻滞较为明显的血络下针，具体包括血脉痹阻处、病理反应点和病灶点。

血脉痹阻处：指的是经络中瘀血状况很突出的部位。当人体出现气滞血瘀证时，会有一些外在表现，比如局部血络或者相应经脉中的血络会出现异常。中医经典里提到“脉色青则寒且痛，脉色赤则有热。胃中寒，手鱼络多青；胃中热，手鱼络多赤”，意思是血管颜色发青，往往提示身体有寒邪，还伴有疼痛；血管颜色发红，说明体内有热。胃寒的人，手掌大鱼际处的脉络多呈现青色；胃热的人，此处脉络则多为红色。在人体的十四经上，体表一般选取穴位附近发生病变的血络，这些地方能明显看到血液瘀滞的迹象。针刺这些部位后，能把瘀滞的血液排出体外。通常会选择在头面部、舌下、肘窝、腘窝，或者穴位附近的静脉血管进行针刺出血。

病理反应点：根据经脉的循行分布规律，可以在与病患部位相对应的体表区域，寻找病理反应点或者压痛点。例如，当脏腑发生病变时，就可以按照这个规律去相应的体表位置找反应点。

病灶点：也就是身体实际发生病变的地方。如果出现瘀血，或者长了疮疖，就可以直接在瘀血部位，或者疮毒疖肿处进行针刺放血。

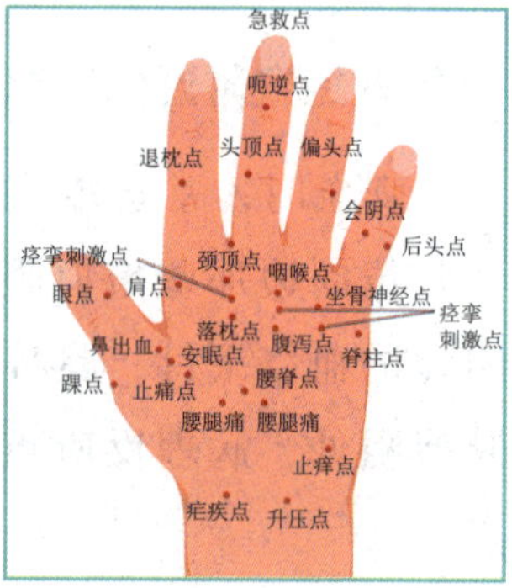

2. 多用特定穴

特定穴分布在人体的十四经上，它们都有特定的名称，并且具备特殊的治疗功效。根据它们的含义、治疗作用以及分布特点的不同，可以分为“五腧穴”“原穴”“络穴”“郄穴”“下合穴”“俞穴”“募穴”“八会穴”“八脉交会穴”和“交会穴”等类别。这些穴位与经脉、脏腑关系密切，有着独特的治疗效果，所以在针刺放血时经常被选用。

3. 多用奇穴

奇穴也叫经外奇穴。虽然它们不属于十四经系统，但有固定的名称、明确的位置，并且有特定的治疗作用，在刺血治疗急症时经常会用到。唐代的《千金方》中记载“刺舌下两边大脉，出血”，可以治疗突然出现的舌头肿胀，这里所说的舌下两边大脉，指的就是玉液、金津这两个穴位。

刺血疗法的配穴方法

在中医刺血疗法里，配穴是关键环节。配穴，就是在选好穴位的基础上，挑选两个及以上主治功效相同或相近、能协同发挥作用的穴位搭配使用。常用的配穴方法有局部取穴法、邻近取穴法、远部取穴法和经验取穴法等。

1. 局部取穴法

局部取穴法，简单来说，就是以发病部位作为选取穴位的目标。在肌表、四肢，遵循“以痛为输”的原则，哪里疼痛不适，就选哪里附近的穴位。要是病变部位在重要

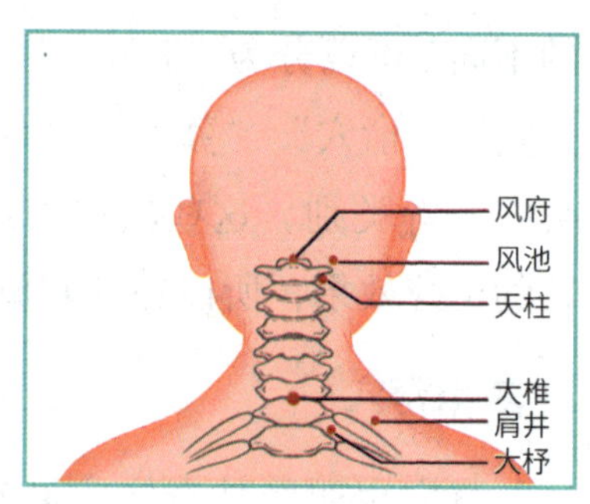

脏器，没法直接在那里取穴，那就选旁边相近的穴位来替代。这种方法对缓解肿胀、疼痛，治疗慢性疾病效果很不错。比如，颈椎局部疼痛，就可以在颈椎周围找痛点附近的穴位进行刺血治疗。

2. 邻近取穴法

邻近取穴法，是在发病部位的附近，或者与发病部位相关的经络所在位置，挑选合适的穴位，以此增强治疗效果。这些穴位既可以搭配着一起用，也能单独使用。举例来讲，要是鼻子出了问题，像鼻塞、流涕等，就可以选取上星穴；手腕疼痛，就选择外关穴；踝关节有病变，则选取临近的绝骨穴。通过选取发病部位附近的穴位，能更有针对性地治疗病症。

3. 远部取穴法

远部取穴法，也叫循经配穴法。它是按照经脉的分布路线，在远离病变部位的经脉循行路径上选穴位。这种方法适用范围很广，又分为本经配穴法和表里经配穴法。

本经配穴法：当某一脏腑或者经脉出现病变时，就在这个脏腑、经脉上挑选穴位，搭配组成治疗的穴位组合。比如，肺经出现问题，咳嗽、气喘等，就在肺经上选择像尺泽、列缺等穴位来配穴治疗。

表里经配穴法：它是以经脉和脏腑的阴阳表里对应关系为依据来配穴。一旦某一经脉或者脏腑生病，就选取这条经和与之相表里的经脉上的穴位，搭配成方。人体的经脉和脏腑存在阴阳表里的关系，像手太阴肺经和手阳明大肠经互为表里。如果肺经有病症，除了选肺经穴位，还可以搭配大肠经的穴位，像合谷穴等，共同进行治疗。

4. 经验取穴法

经验取穴法，是历代中医在长期临床实践中总结出来的。他们发现，在某些特定穴位刺血，对一些疾病有着特殊的治疗效果。比如，刺耳尖这个穴位，可以缓解眩晕症状；刺大椎穴和曲池穴，能够帮助身体退热；刺人中穴和十宣穴，能让人从昏迷中苏醒过来；刺四缝穴，对治疗小儿疳积很有帮助；刺身柱穴和大椎穴，对疟疾有治疗作用。这些都是前辈们积累下来的宝贵经验，为我们临床治疗提供了有效的方法。

刺血疗法的适应证与禁忌证

刺血疗法的适应证

刺血疗法适用病症广泛，涵盖多个学科领域：

内科疾病：常见的感冒、头痛、高热，还有慢性支气管炎、哮喘引发的呼吸不畅，腹胀、腹痛、顽固性呃逆、便秘等消化问题，中暑、高血压、失眠、神经衰弱等身体机能失调，以及三叉神经痛、面肌痉挛、面神经麻痹、肋间神经痛、脑梗死、癫痫等神经系统病症，都可尝试刺血疗法。

外科疾病：颈椎病、急性阑尾炎、前列腺炎，肩关节周围炎导致的肩部不适，疮疡、带状疱疹这类皮肤感染，跌打损伤、疖肿、血栓闭塞性脉管炎、虫蛇咬伤等外科常见状况，刺血疗法都可能发挥作用。

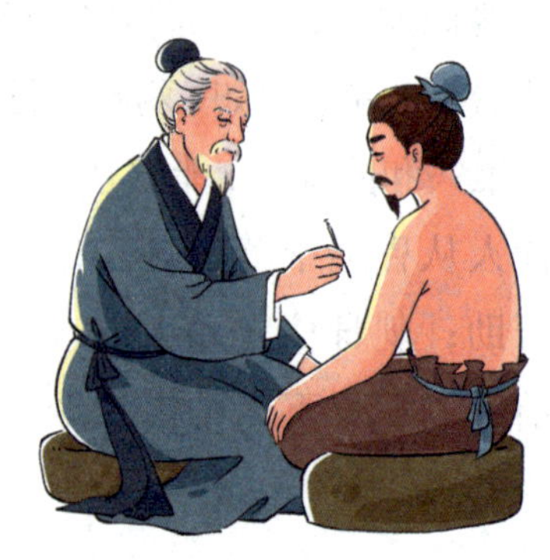

骨科疾病：落枕、颈椎病、肩周炎、背肌筋膜炎、肋软骨炎、肱骨外上髁炎、腱鞘囊肿、类风湿性关节炎、痛风性关节炎这类关节疾病，以及腰肌劳损、腰椎间盘突出症、坐骨神经痛、急性腰扭伤等腰部、腿部疼痛问题，均在刺血疗法的适用范围内。

皮肤科疾病：痤疮、黄褐斑影响美观，荨麻疹、银屑病、扁平疣、带状疱疹、神经性皮炎、脂溢性皮炎、湿疹、皮肤瘙痒症、丹毒、白癜风、斑秃等各类皮肤病症，刺血疗法或可助力缓解。

妇科、儿科疾病：妇科的痛经、月经不调、盆腔炎、乳汁不足、带下病、妊娠呕吐、崩漏、不孕症，儿科的小儿惊厥、遗尿、高热、疳积、急性吐泻、泄泻、夜啼、百

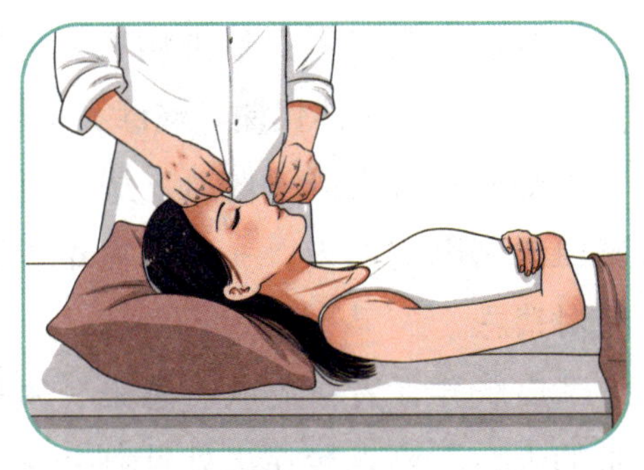

日咳等，刺血疗法也能参与治疗。

五官科疾病：急性结膜炎、睑腺炎、角膜炎、内耳眩晕症、耳鸣、耳聋、鼻炎、鼻出血、扁桃体炎、慢性咽炎等五官科疾病，刺血疗法同样有应用可能。

此外，一些常见的男科疾病，也可考虑采用刺血疗法治疗。

刺血疗法的禁忌证

在现代中医领域，以下情况被明确列为刺血疗法的禁忌：

体质特殊人群：体质虚弱、贫血、低血压的人，身体较为脆弱，刺血可能加重不适，要谨慎操作或禁止刺血。

特殊生理时期人群：孕妇、产后身体处于特殊阶段，习惯性流产者更是需要小心呵护，均禁止刺血；女性月经期间，最好也不要进行刺血。

特定身体部位：动脉血管十分重要，直接刺动脉可能引发危险，严禁针刺。

危急病症患者：有外伤大出血、虚脱症的患者，身体已经处于极度虚弱、危急状态，此时禁刺血，以免危及生命。

慢性疾病患者：传染病患者可能传播病菌，心、肝、肾功能损害者身体代谢、解毒等功能受影响，均禁止刺血。

凝血异常人群：像血友病、血小板减少性紫癜等存在凝血机制障碍的人，一旦出血难以止住，属于刺血疗法的绝对禁忌。

皮肤异常者：皮肤有感染、瘢痕、溃疡、下肢静脉曲张的人，不要直接在患处针刺，可在其周围选穴针刺，避免感染扩散或加重病情。

其他情况：患者处于过饥、过饱、酒醉状态，或者本身患有血液病，以及出血后不易止血者，都禁止刺血。对于饥饿、疲劳、精神高度紧张的人，需先让他们进食、休息，缓解精神压力后，再考虑施术治疗。

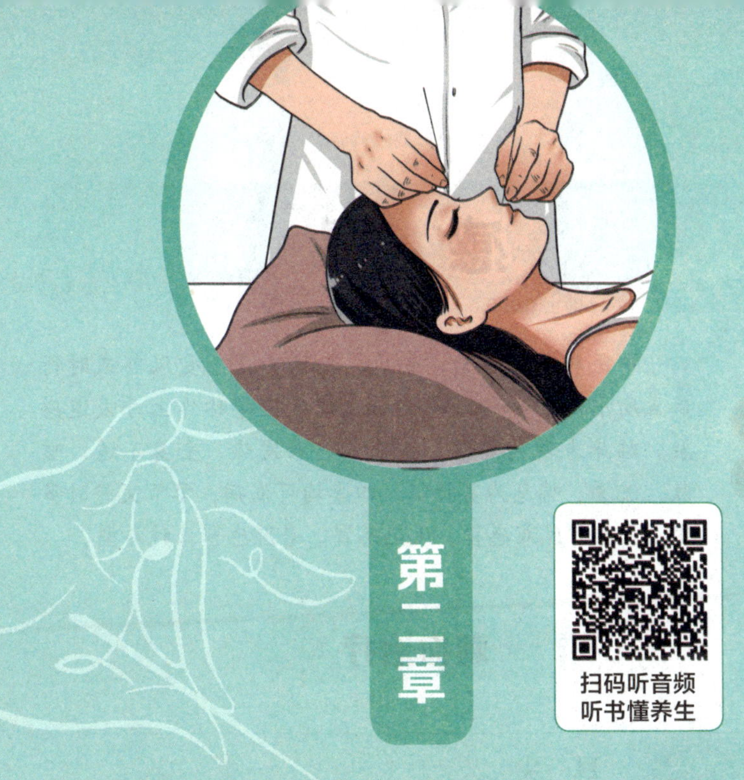

第二章

扫码听音频
听书懂养生

内科疾病刺血疗法

在治疗内科疾病时，刺血疗法是通过对特定穴位或病变局部的浅刺、点刺来放出少量血液，以达到调和气血、疏通经络、平衡阴阳的目的。该疗法对感冒、泄泻、便秘、失眠等多种疾病有一定疗效，但需由专业医师操作，以确保安全有效。

感冒

病症

中医将感冒称为“伤风”，认为是感受风邪或时行病毒所引起的一种外感病证，现代医学称作上呼吸道感染。临床表现为鼻塞、头痛、恶寒发热、全身不适、咳嗽、流涕、喘息为其特征。四季均可发病，季节交替时多发。主要有风寒感冒、风热感冒、暑湿感冒三种类型。

刺血治疗

处方一 耳尖

【定　　位】

在耳区，外耳轮的最高点。折耳向前时，耳郭上方的尖端处。

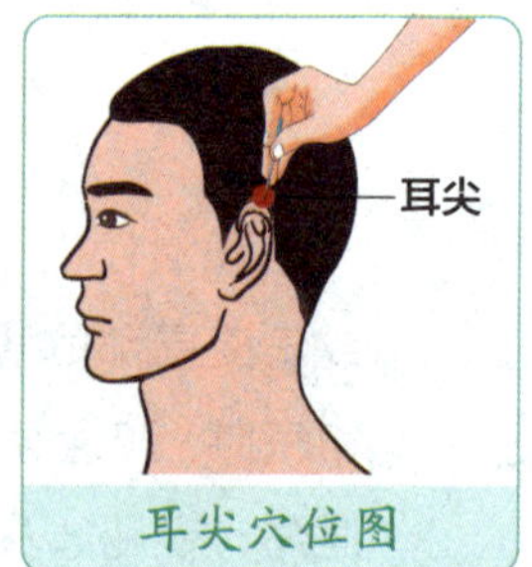

耳尖穴位图

【适应证型】

风寒感冒

【操作方法】

常规消毒后，用左手捏紧耳尖穴处皮肤，右手持三棱针点刺 1~2 下，深约 0.5~1mm，再用手挤压出血，每出 1 滴血液就用酒精棉球擦净；反复挤压，至血色变淡为止，再用消毒棉球按压针孔止血。每日 1 次，连续 3~4 次，双侧耳尖穴交替使用。

处方二 大 椎

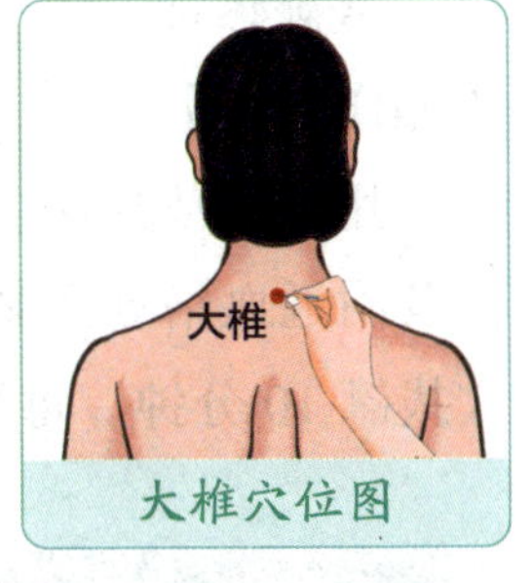

大椎穴位图

【定 位】

在项部，当后正中线上，第 7 颈椎棘突下凹陷中。

【适应证型】

风热感冒

【操作方法】

用点刺拔罐法。患者取俯卧位。常规消毒后，右手持三棱针点刺大椎穴 2~3 下，使之出血适量，并用闪火法于大椎穴加拔火罐，留罐 5~10 分钟。每日或隔日 1 次，中病即止。

处方三 肺俞、尺泽、阴陵泉

【定 位】

肺俞：在第 3 胸椎的棘突下，旁开 1.5 寸处。尺泽：屈肘时，在肘横纹中，肱二头肌腱桡侧凹陷处。阴陵泉：

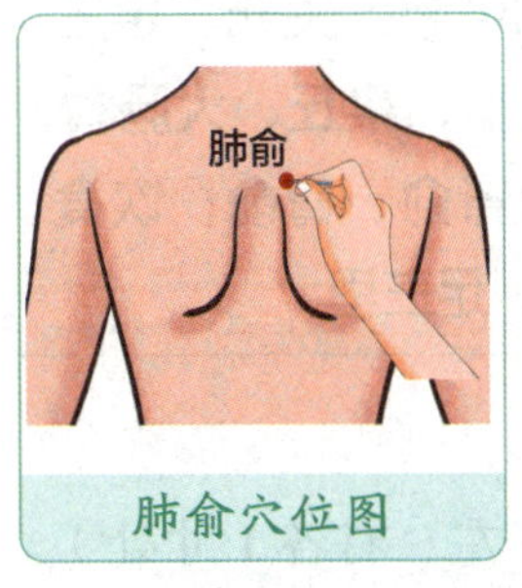

肺俞穴位图

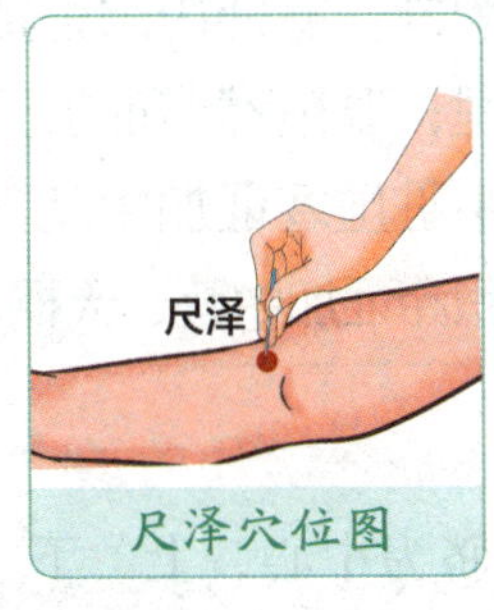

尺泽穴位图

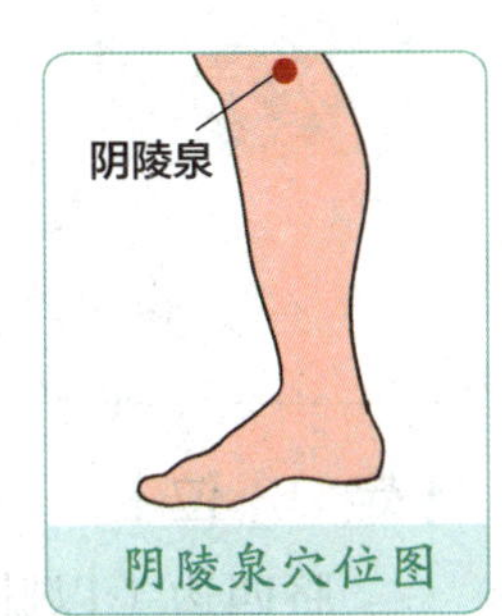

阴陵泉穴位图

在小腿胫骨内侧，髁下缘凹陷处。

【适应证型】

暑湿感冒

【操作方法】

用点刺放血法。常规消毒后，右手持三棱针在所选穴位及附近血络处点刺 2~3 下，使之出血适量，然后在肺俞穴拔罐 10 分钟。每日或隔日 1 次，中病即止。

腹　痛

病症

腹痛是一种主要体现为胃脘部至耻骨毛际区域疼痛症状的脾胃肠道疾病。其发病缘由多样，可能包括过量摄入冷饮或生冷食物等。从现代医学角度来看，腹痛常见于急性和慢性胰腺炎、肠痉挛以及胃肠神经功能症等多种疾病中。

刺血治疗

处方

主穴：脐四边

配穴：寒邪内阻证加中脘、关元、足三里；湿热壅滞证加天枢、梁丘、大肠俞；中脏虚寒证加中脘、肾俞、胃俞；饮食积滞证加中脘、天枢、足三里

【定　　位】

脐四边（以肚脐为中心，上、下、左、右各 1 寸处）。

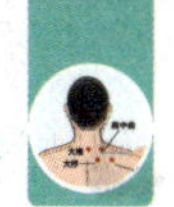

中脘：前正中线上，肚脐中心向上 4 寸；或脐与胸剑联合连线的中点处。关元：前正中线上，肚脐中心下 3 寸。足三里：小腿前外侧，髌韧带外侧凹陷处直下 3 寸，胫骨前嵴处。天枢：在腹部，肚脐中心旁开 2 寸。梁丘：大腿前侧，髂前上棘与髌底外侧端的连线上，髌底上 2 寸。大肠俞：在第 4 腰椎的棘突下，旁开 1.5 寸处。肾俞：在第 2 腰椎的棘突下，旁开 1.5 寸。胃俞：在第 12 胸椎的棘突下，旁开 1.5 寸处。

【适应证型】

对证选用

【操作方法】

常规消毒，右手持三棱针点刺上述穴位，使之出血，

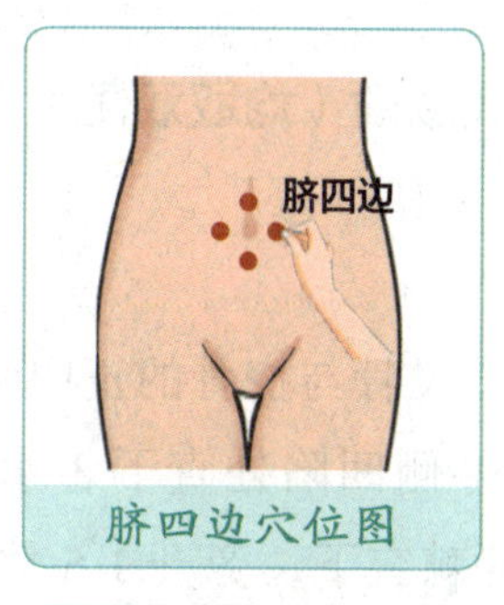

脐四边穴位图

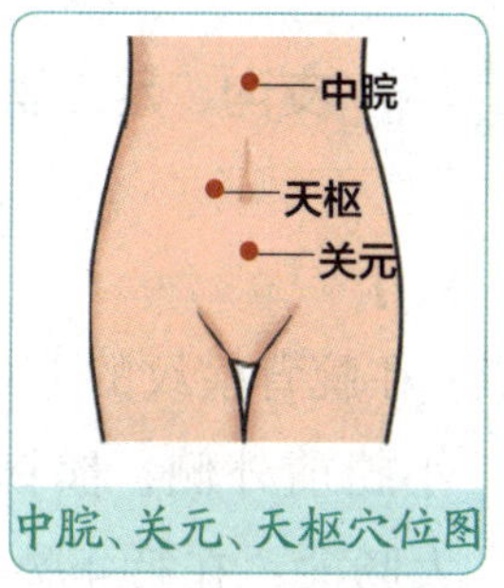

中脘、关元、天枢穴位图

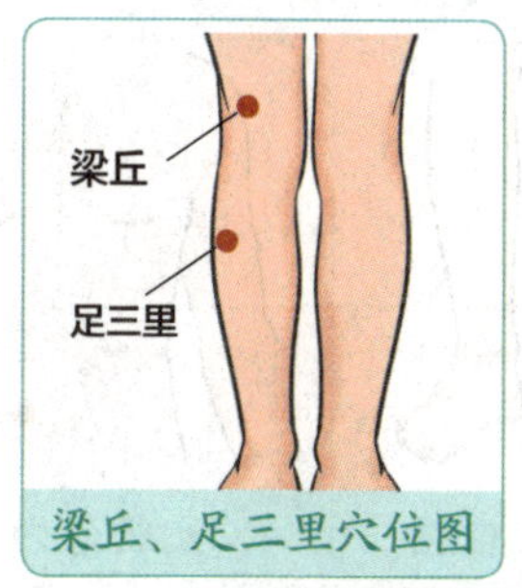

梁丘、足三里穴位图

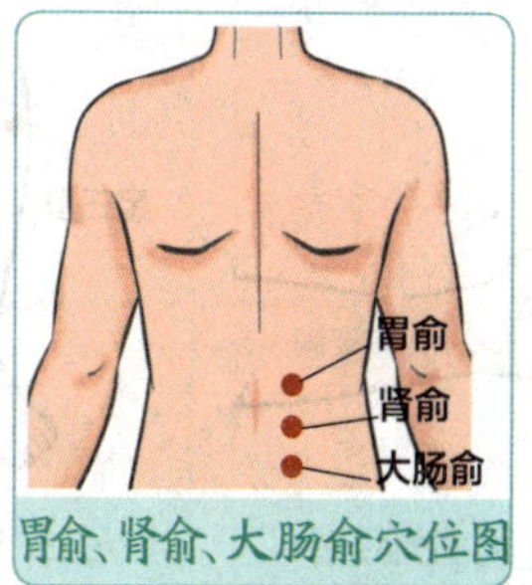

胃俞、肾俞、大肠俞穴位图

然后用闪火法拔火罐，留罐 5~10 分钟，起罐后用酒精棉球擦净血迹。只治疗 1 次，若无效改用其他方法。

便　秘

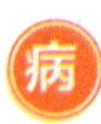
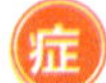

便秘是指大便次数减少，排便间隔时间过长，粪质干结，排便艰难；或粪质不硬，虽有便意，但便出不畅，多伴有腹部不适的病证。在临床上，可以单独出现，也可兼见于其他疾病过程中。

刺血治疗

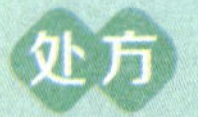

处方　支沟、足三里、大肠俞（均取双侧）

【定　　位】

支沟：在腕背横纹的上 3 寸，尺骨与桡骨的正中间位置。足三里：小腿前外侧，髌韧带外侧凹陷处直下 3 寸，胫骨前嵴处。大肠俞：在第 4 腰椎的棘突下，旁开 1.5 寸处。

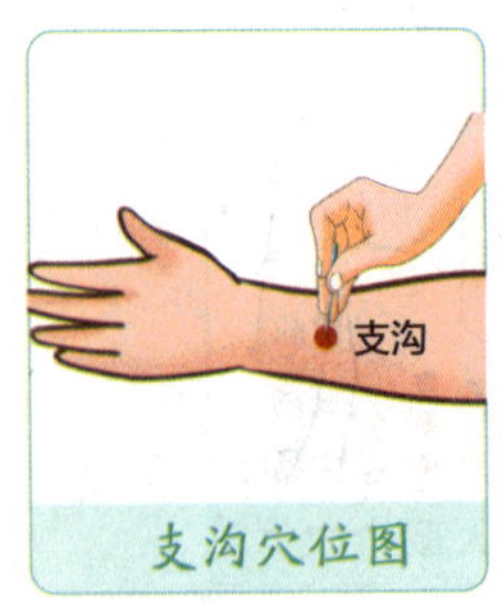

支沟穴位图

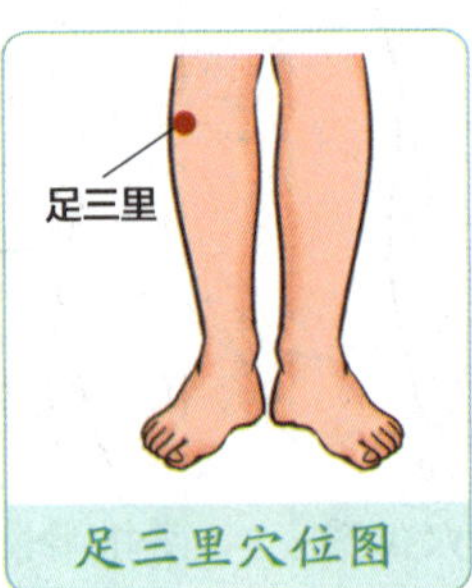

足三里穴位图

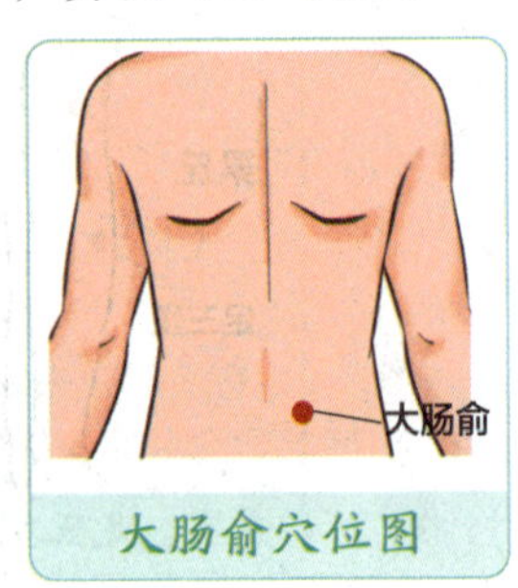

大肠俞穴位图

【适应证型】

实证便秘

【操作方法】

用点刺放血法。常规消毒后，右手持三棱针在上述穴位或其附近血络处点刺 2~3 下，使之放血数滴。每日 1 次，中病即止。

慢性胃炎

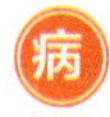

慢性胃炎是胃痛的一种，是指由不同病因所引起的胃黏膜慢性炎症萎缩性病变。在临床上多表现为消化不良、上腹隐痛、嗳气等。这是一种常见病，可以由急性胃炎转变而来，也可以由不良饮食习惯等导致。

刺血治疗

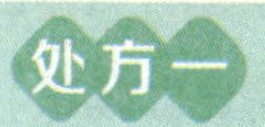

处方一　肝俞、胃俞、足三里、太冲

【定　　位】

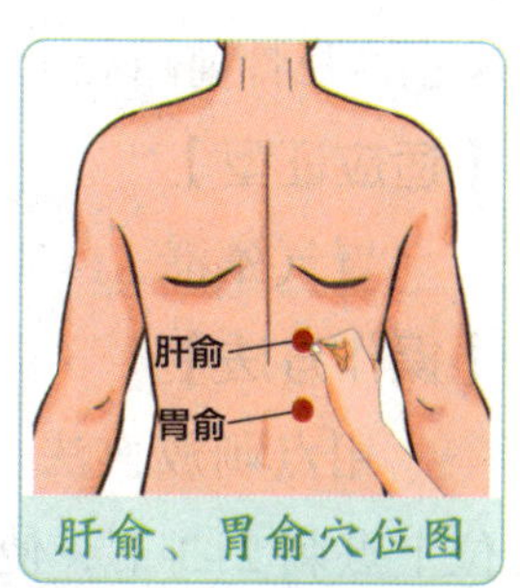

肝俞、胃俞穴位图

肝俞：在第 9 胸椎的棘突下，旁开 1.5 寸处。胃俞：在第 12 胸椎的棘突下，旁开 1.5 寸处。足三里：小腿前外侧，髌韧带外侧凹陷处直下 3 寸，胫骨前嵴处。太冲：在足背第 1、2 跖骨间隙后方凹陷处。

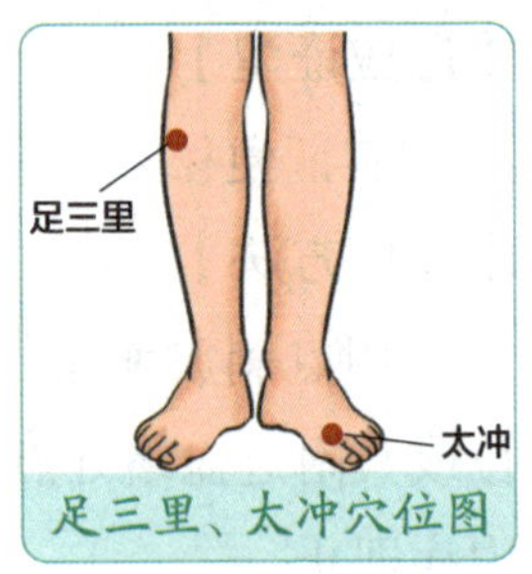

足三里、太冲穴位图

【适应证型】

肝胃气滞

【操作方法】

用点刺放血法。常规消毒后，右手持三棱针在所选穴位上点刺 2~3 下，使之放血适量。每日 1 次，中病即止。

处方二　胃俞、脾俞、中脘、天枢、足三里

【定　　位】

胃俞：在第 12 胸椎的棘突下，旁开 1.5 寸处。脾俞：在第 11 胸椎的棘突下，旁开 1.5 寸处。中脘：前正中线上，肚脐中心向上 4 寸；或脐与胸剑联合连线的中点处。天枢：在腹部，肚脐中心旁开 2 寸。足三里：小腿前外侧，髌韧带外侧凹陷处直下 3 寸，胫骨前嵴处。

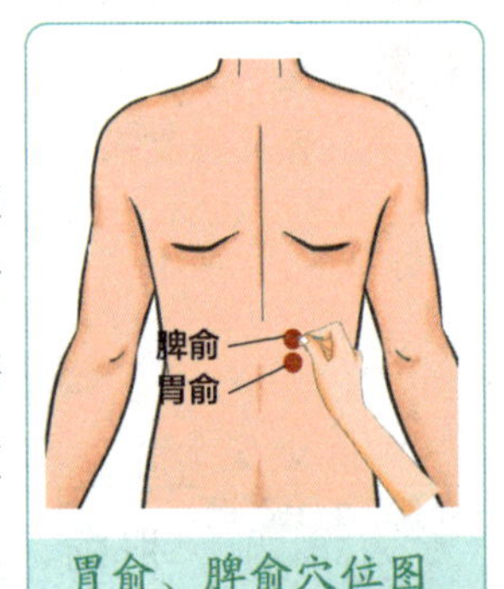

胃俞、脾俞穴位图

【适应证型】

胃气壅滞

【操作方法】

用点刺放血法。常规消毒后，右手持三棱针在所选穴位上点刺 2~3 下，使之放血适量。每日 1 次，中病即止。

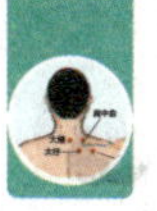

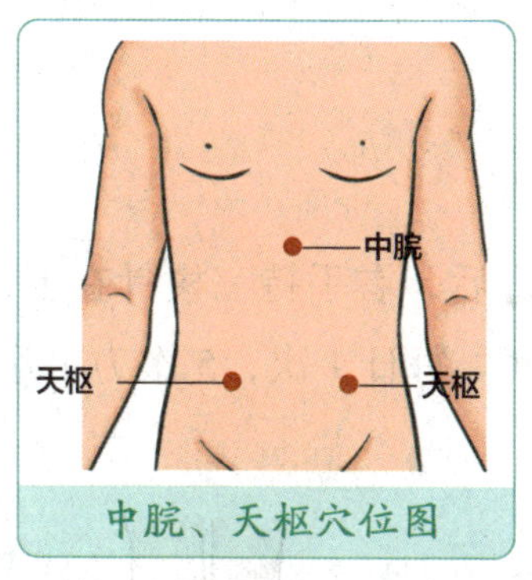

中脘、天枢穴位图

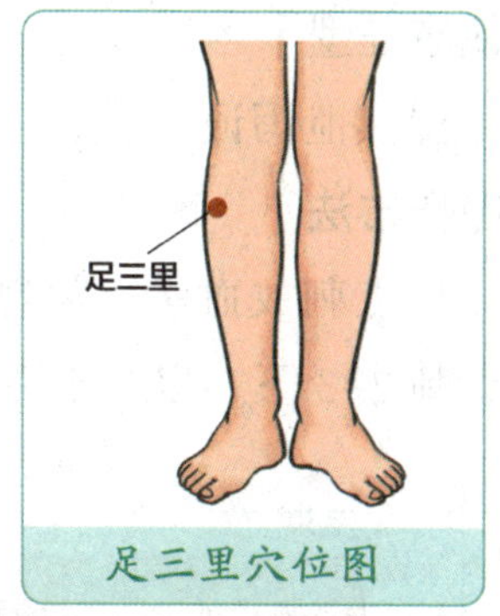

足三里穴位图

泄泻

病症

泄泻是指排便次数明显增多，粪质稀薄，甚至排泄出如水样的大便。该病大多是因脾胃运化功能失职、湿邪内盛所致。临床表现还伴有肠鸣、腹痛等症状。

刺血治疗

处方 大肠俞、天枢、足三里、阴陵泉

【定　　位】大肠俞：在第 4 腰椎的棘突下，旁开 1.5 寸处。天枢：在腹部，肚脐中心旁开 2 寸。足三里：小腿前外侧，髌韧带外侧凹陷处直下 3 寸，胫骨前嵴处。阴陵泉：在小腿胫骨内侧，髁下缘凹陷处。

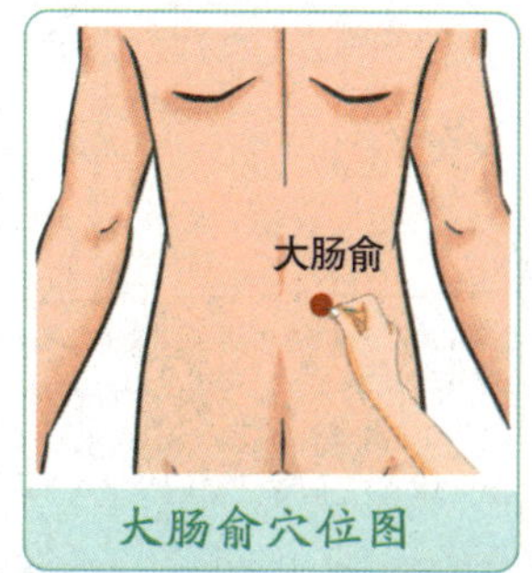

大肠俞穴位图

【适应证型】

湿热泄泻证

【操作方法】

用点刺放血法。常规消毒后，右手持三棱针在上述穴位点刺 2~3 下，以微出血为度。每日 1 次，5 次为 1 疗程。

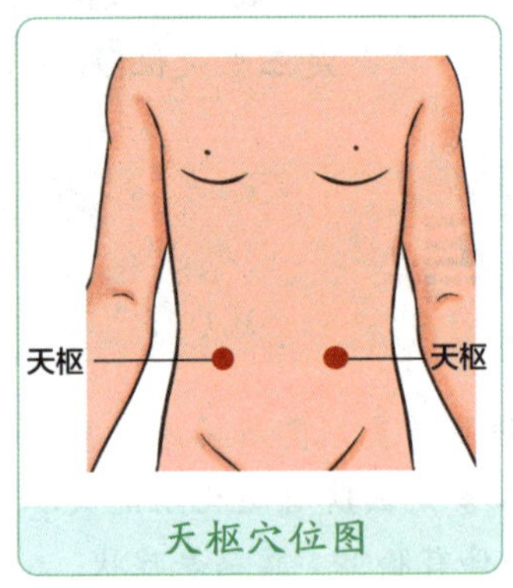

天枢穴位图

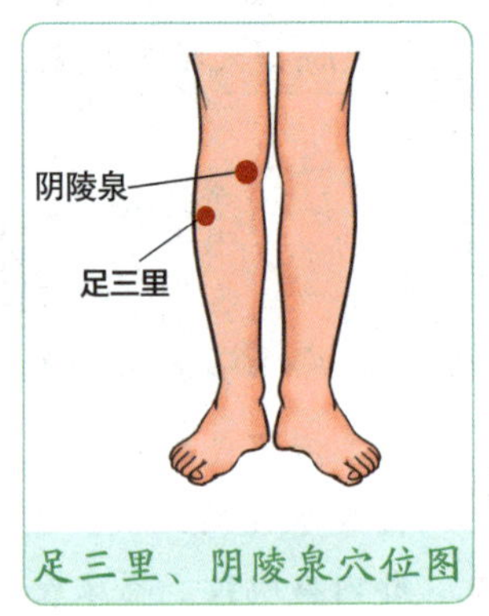

足三里、阴陵泉穴位图

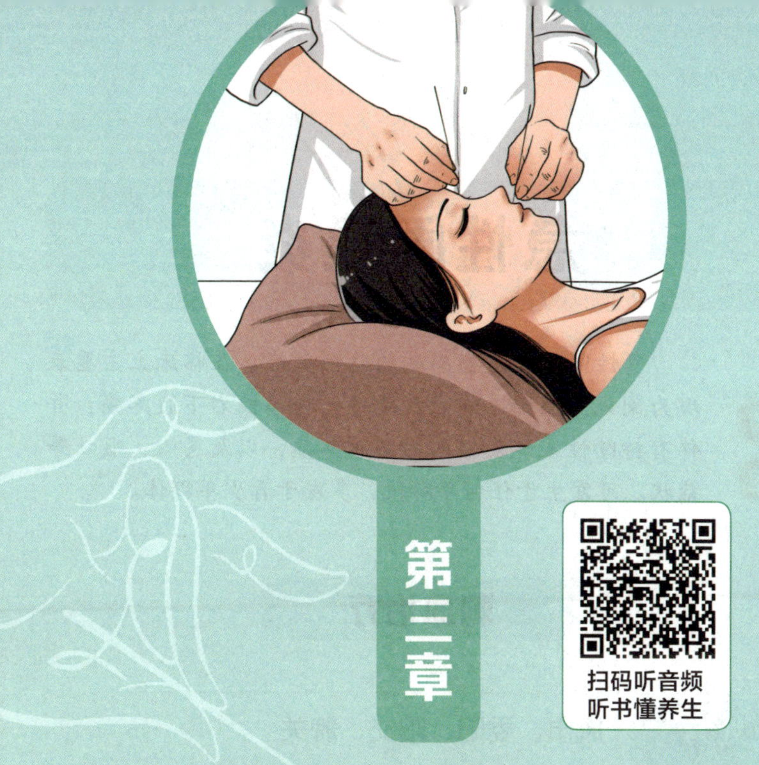

第三章

扫码听音频
听书懂养生

外科疾病刺血疗法

采用刺血疗法治疗外科疾病时，主要是通过刺破患者的特定穴位或病变部位，放出少量血液，来祛瘀、泻热、消肿止痛、调和气血。对急性阑尾炎、静脉曲张、痔疮等有疗效。然而，刺血疗法并非适用于所有外科疾病，因此一定要在专业医师的指导下进行，以确保安全和疗效。

急性阑尾炎

病症 急性阑尾炎是指阑尾的急性炎症，在临床上主要表现为阑尾点压痛、阑点反跳痛、转移性右下腹疼痛，并伴有持续性或阵发性的右下腹疼痛，以及恶心、呕吐等症状。可发生于任何年龄段，多发于青少年群体。

刺血治疗

处方 风市、委阳、阳交、髀关

【定　　位】

风市：在大腿外侧中间，腘横纹上7寸的地方；或垂手直立时，中指指尖下。髀关：在大腿前外侧，髂前上棘直下，与会阴穴的对应处。委阳：在膝后外侧，腘横纹上，股二头肌腱的内侧缘。阳交：在小腿外侧，外踝尖上7寸，

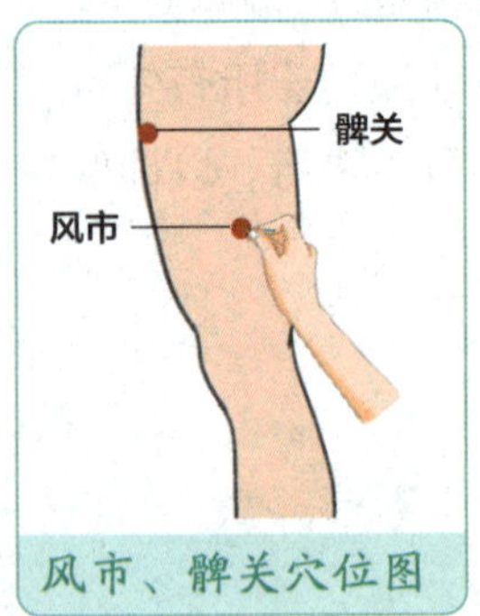

风市、髀关穴位图

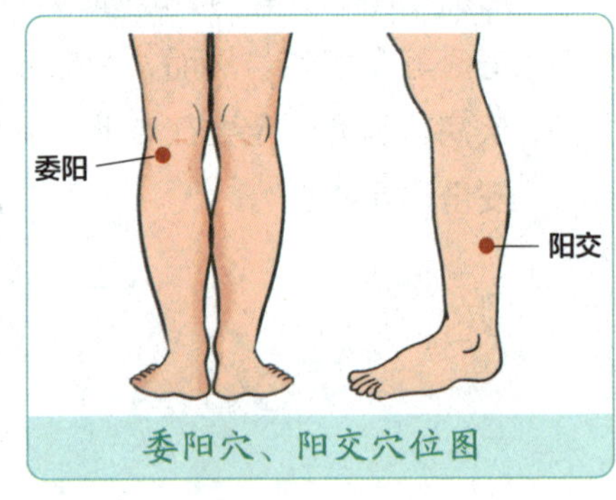

委阳穴、阳交穴位图

腓骨后缘。

【适应证型】

急性阑尾炎

【操作方法】

用速刺拔罐法。常规消毒后，右手持三棱针迅速刺入上述穴位或其附近血络处，使之流出血液。待出血自行停止后，加拔火罐。留罐 5~10 分钟。

下肢静脉曲张

病症

下肢静脉曲张，又名筋瘤，主要影响小腿区域，是下肢表浅静脉发生扩张、延长、弯曲等交错聚结成团块状的病变。表面呈青蓝色，多见于体力劳动者，以长时间负重或站立者为多。临床上多表现为静脉明显扩张，状如蚯蚓聚结，或隆起弯曲，质地柔软，也有因发炎后变成硬结的，晚期可能会引起严重后果。

刺血治疗

处方 委中、风市、阿是穴

【定　　位】

阿是穴：静脉曲张处的部分血络。委中：在膝盖里侧中央，股二头肌腱与半膜肌腱中间，腿屈曲时，腘窝横纹的中点处。风市：在大腿外侧中间，腘横纹上 7 寸的地方；或垂手直立时，中指指尖下。

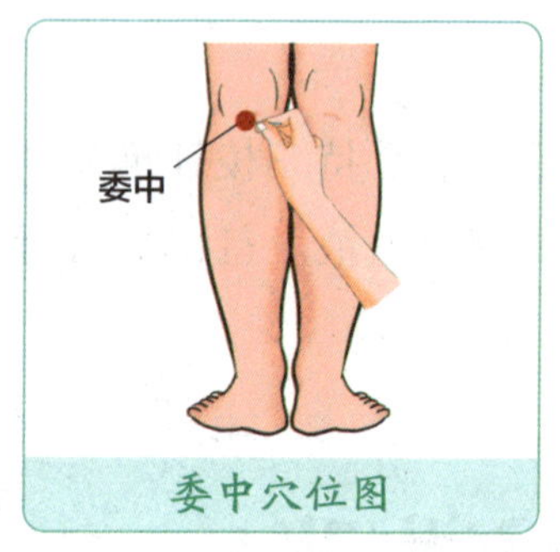

委中穴位图

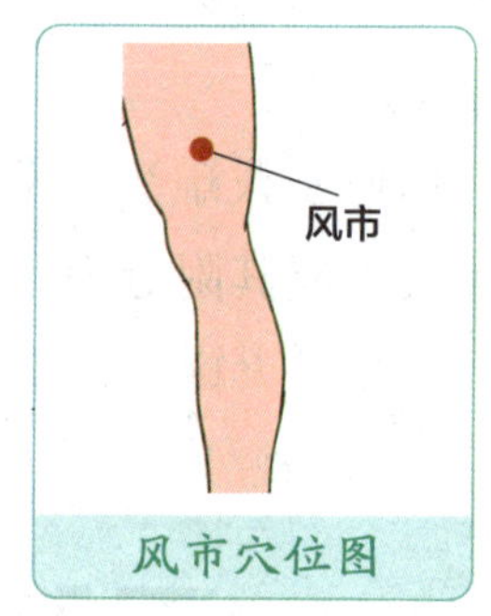

风市穴位图

【适应证型】

均可

【操作方法】

用点刺放血法。常规消毒后，右手持三棱针在上述各穴位上点刺，使之出血 3~5 滴，或以血变为止。也可加拔火罐。

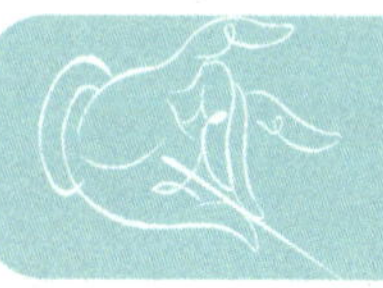

颈椎病

病症

颈椎病，亦称颈椎综合征，是一种退行性疾病，涵盖了颈椎骨关节炎、增生性颈椎炎、颈神经根综合征以及颈椎间盘脱出症等多种情况。其发病原因多样，包括风寒侵袭、外伤损害以及长期劳损等。临床表现为包括颈肩臂部的疼痛、头晕头痛、上肢的酸痛与麻木感，以及心悸胸闷等不适症状。

刺血治疗

处方一 大椎、大杼、肩中俞、肩外俞

【定　　位】

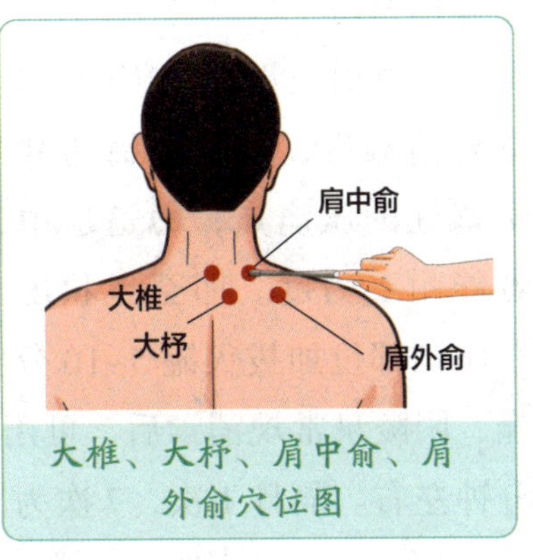

大椎、大杼、肩中俞、肩外俞穴位图

大椎：在颈后部，后正中线上，第7颈椎棘突下凹陷中。大杼：在背部，第1胸椎棘突下，旁开1.5寸。肩外俞：在背部，第1胸椎棘突下，旁开3寸。肩中俞：在背部，第7颈椎棘突下，旁开2寸。

【适应证型】

气滞血瘀

【操作方法】

刺血加拔罐法。常规消毒后，右手持梅花针在所选穴位及其周围反复叩刺，以微微出血为度，再加拔火罐，吸出瘀血。每日或隔日1次，5次为1疗程。

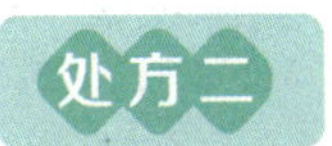

处方二

主穴：阿是穴、颈夹脊穴
配穴：丰隆、阴陵泉

【定　　位】

阿是穴：颈臂背处压痛点。颈夹脊穴：颈部督脉两

侧，后正中线旁开0.5寸。阴陵泉：在小腿胫骨内侧，髁下缘凹陷处。丰隆：小腿前外侧，足外踝上约8寸，髌韧带外侧凹陷与外踝尖连线的中点。

【适应证型】

痰湿阻络

【操作方法】

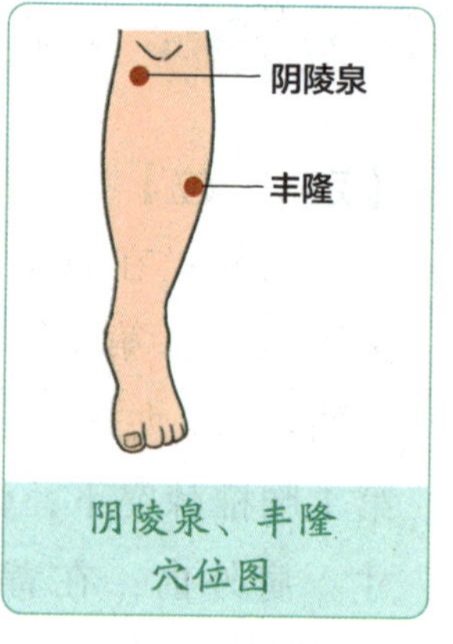

阴陵泉、丰隆穴位图

施术时，患者取俯卧位或坐位。常规消毒后，右手持梅花针叩刺颈臂背处的压痛点，力道适中，以患者能耐受为度。叩至点状出血，再在叩刺部位加拔火罐5~10分钟。丰隆、阴陵泉常规消毒后，可用毫针针刺，行泻法，留针30分钟左右。隔日1次，7次为1疗程。

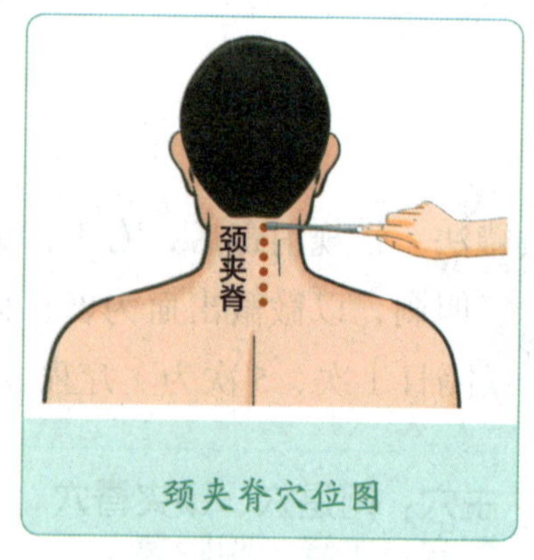

颈夹脊穴位图

类风湿关节炎

病症

类风湿关节炎的核心病理特征为滑膜炎，是一种慢性病症，在青壮年人群中较为常见，且女性患者的比例高于男性。疾病初期发展缓慢，常表现为关节肿胀及游走性疼痛，伴有部分功能受限。随着病情发展至晚期，患者可能会经历关节僵硬、畸形变化，并伴有肌肉萎缩。病情严重者可能会完全丧失关节功能，进而导致残疾。

刺血治疗

处方一 大椎、大杼、风门、肺俞

【定　　位】

大杼：在背部，第 1 胸椎棘突下，旁开 1.5 寸。大椎：在颈后部，后正中线上，第 7 颈椎棘突下凹陷中。风门：第 2 胸椎棘突下，旁开 1.5 寸。肺俞：在第 3 胸椎的棘突下，旁开 1.5 寸处。

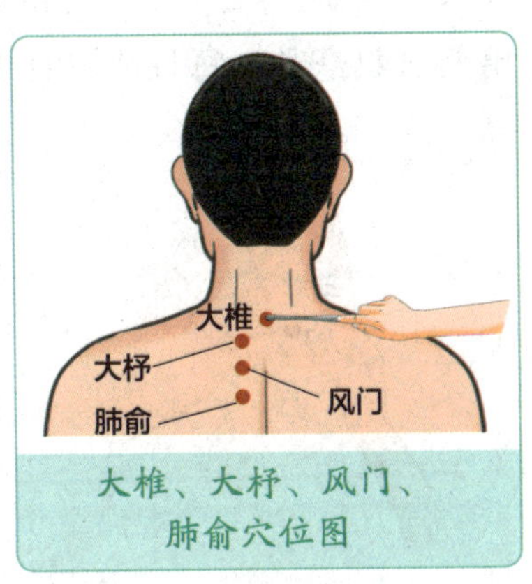

大椎、大杼、风门、肺俞穴位图

【适应证型】

风证

【操作方法】

用刺血加拔罐法。用梅花针在所选穴位和穴位部位反复叩打至微出血，再拔罐吸出瘀血数毫升。每日或隔日1次，5次为1疗程。

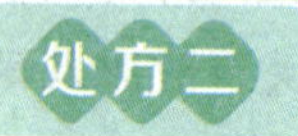

处方二　阿是穴、阴陵泉、曲池

【定　　位】

阿是穴：肢体压痛点。阴陵泉：在小腿胫骨内侧，髁下缘凹陷处。曲池：在肘横纹外端，屈肘时，尺泽与肱骨外上髁连接线的中点。

【适应证型】

湿证

【操作方法】

用刺血加拔罐法。常规消毒后，手持梅花针在所选穴位及其周围反复叩打，待微微出血后，再用闪火法拔罐吸出瘀血数毫升。每日或隔日1次，5次为1疗程。

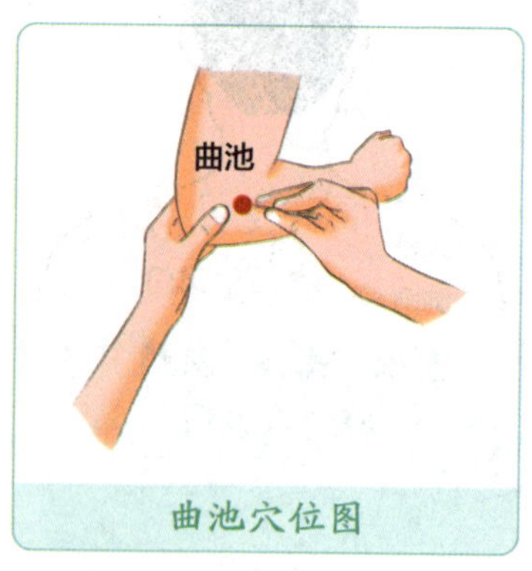

曲池穴位图

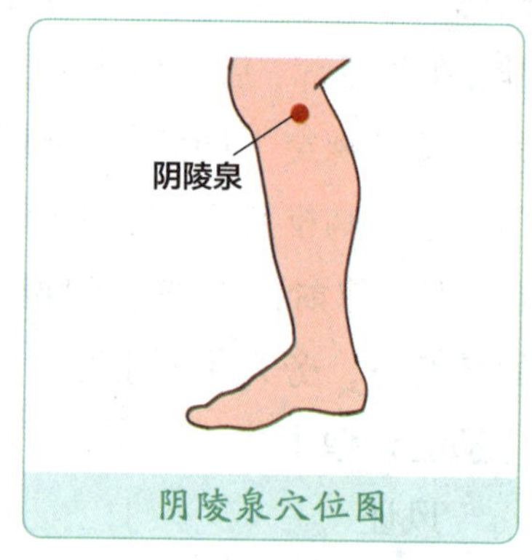

阴陵泉穴位图

腰椎间盘突出症

病症

腰椎间盘突出症指因腰椎间盘退行性病变，引发纤维环破裂或髓核向外突出，进而压迫或刺激神经根及马尾神经，导致的一系列病理表现。其临床症状主要包括腰部疼痛，部分患者还可能伴有下肢的麻木感和放射性疼痛。在日常生活中，弯腰、咳嗽、打喷嚏或用力排便等动作都可能诱发或加剧腰椎部位的疼痛，导致患者腰部活动受限，严重时甚至可能出现跛行。

刺血治疗

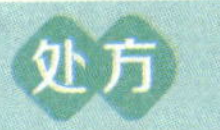

主穴：阿是穴、委中、气端
配穴：下肢外侧面疼痛加风市

【定　　位】

阿是穴：腰部压痛点。气端：位于足十趾尖端，距趾甲游离缘0.1寸，左右两侧共10穴。委中：在膝盖里侧中央，股二头肌腱与半膜肌腱中间，腿屈曲时，腘窝横纹的中点处。风市：在大腿外侧中间，腘横纹上7寸的地方；或垂手直立时，中指指尖下。

【适应证型】

均可

【操作方法】

点刺加拔罐法。常规消毒后，手持三棱针在上述穴位和附近经络处点刺，使之出血 3~5 滴，或以血变为止，然后在阿是穴、委中、风市穴加拔火罐，留罐 5~10 分钟。每日或隔日 1 次，5 次为 1 疗程。

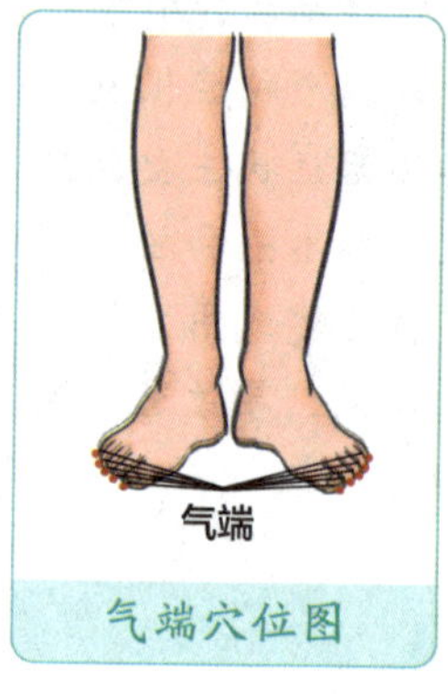

气端穴位图

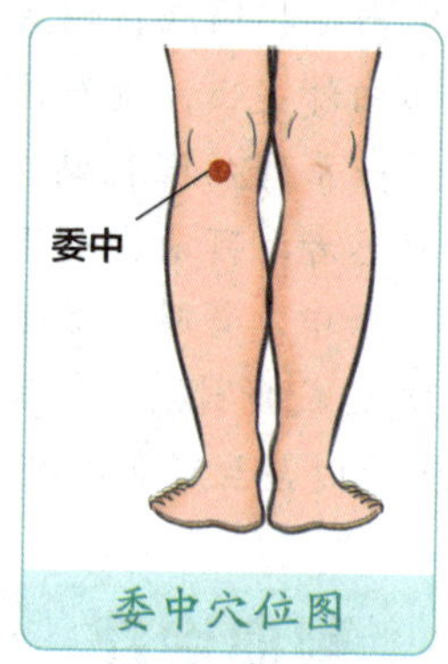

委中穴位图

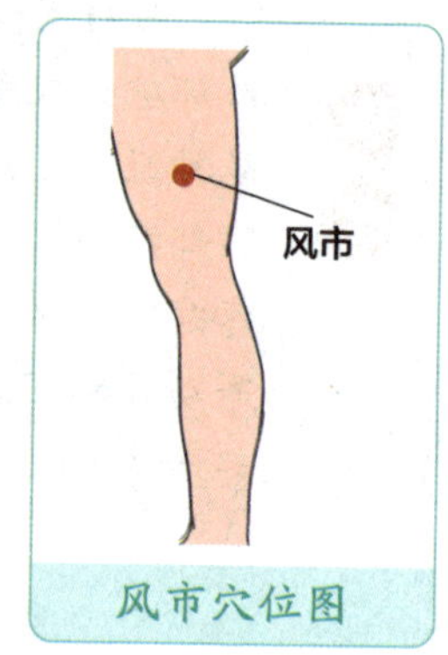

风市穴位图

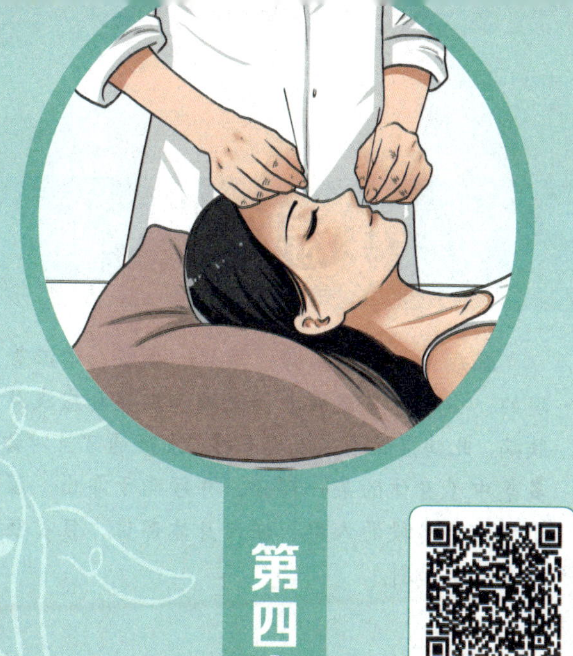

第四章

皮肤科与五官科疾病刺血疗法

刺血疗法在皮肤科及五官科疾病的治疗中，采用在患者皮肤特定穴位或病变区域针刺放血的方式，以达到治疗的效果。该方法有助于清除体内热毒、调和气血、平衡阴阳、恢复正气、促进消肿，同时解毒止痛、缓解炎症及加速皮肤损伤的恢复。它特别适用于因血热或血瘀引起的病症，如痤疮、湿疹、慢性鼻炎及牙痛等。

湿疹

病症

湿疹是一种以瘙痒、糜烂、渗液、结痂等为主要表现的，由内外多重因素诱发的表皮及真皮浅层炎症性皮肤病。此病症的临床表现多样，皮疹通常呈对称性分布，多集中于身体的某一部分，并倾向于渗出。湿疹可发生于任何年龄段的人群、任何身体部位，且往往在冬季复发或症状加剧。

刺血治疗

处方一　大椎、曲池、阴陵泉、足三里

【定　　位】

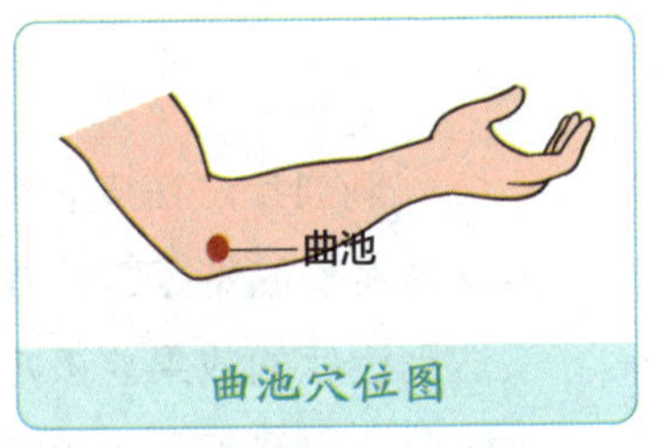

曲池穴位图

大椎：在颈后部，后正中线上，第7颈椎棘突下凹陷中。足三里：小腿前外侧，髌韧带外侧凹陷处直下3寸，胫骨前嵴处。曲池：在肘横纹外端，屈肘时，尺泽与肱骨外上髁连接线的中点。阴陵泉：小腿胫骨内侧，髁下缘凹陷处。

【适应证型】

湿热浸淫

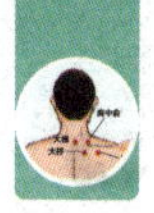

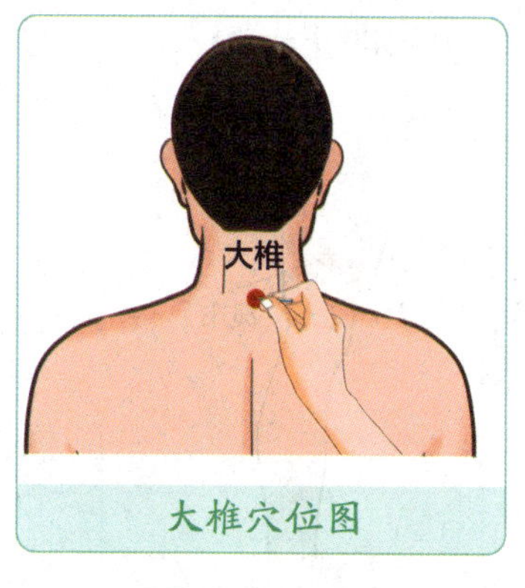

大椎穴位图

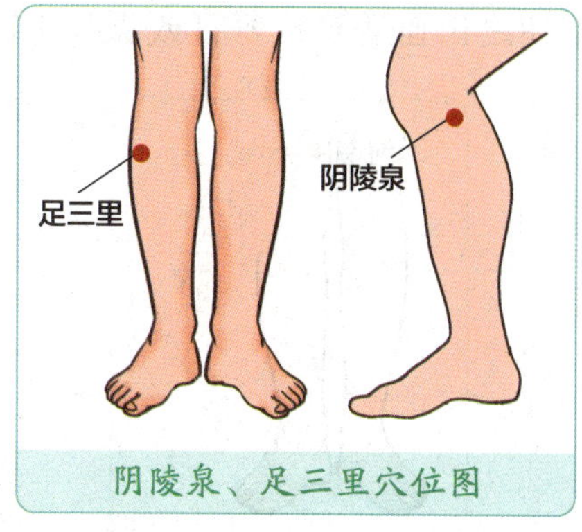

阴陵泉、足三里穴位图

【操作方法】

用点刺放血法。常规消毒后，右手持三棱针在所选穴位及附近血络处点刺2~3下，使之出血适量。每日或隔日1次，中病即止。

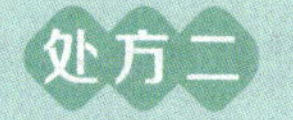

处方二 阿是穴、血海、风市

【定　位】

阿是穴：湿疹部位。血海：在大腿内侧，髌底内侧端上2寸，当股四头肌内侧头的隆起处。风市：大腿外侧中间，腘横纹上7寸；或垂手直立时，中指指尖下。

【适应证型】

血虚风燥

【操作方法】

常规消毒后，用三棱针在皮损周围点刺放血，并按皮损大小点刺5~10下，深度1~3分，后用闪火法拔罐，留罐5~10分钟。用三棱针点刺血海、风市及附近血络2~3下，使之出血适量。每日或隔日 1 次，中病即止。

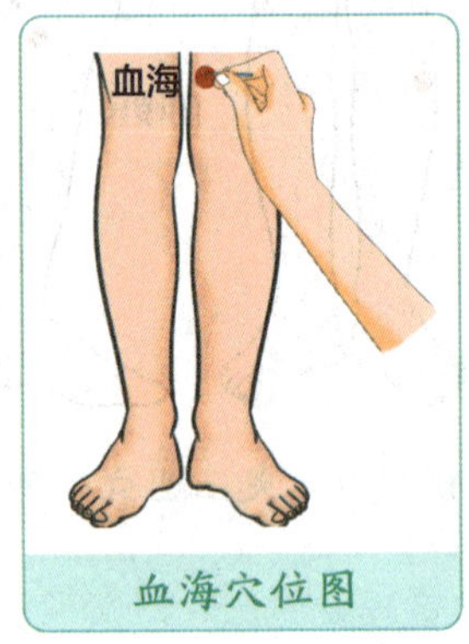

血海穴位图

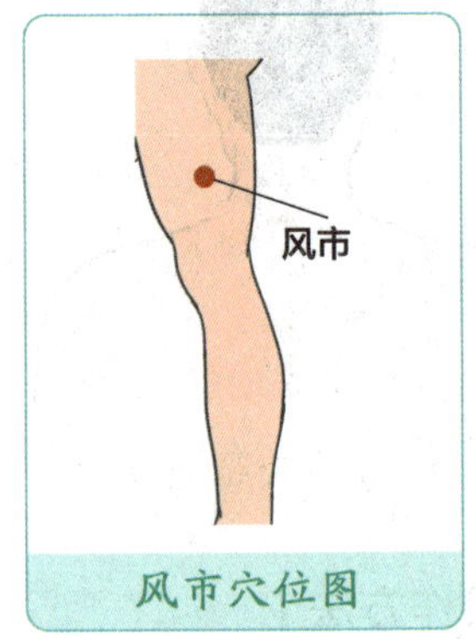

风市穴位图

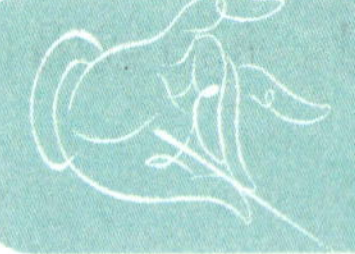

痤疮

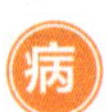

病症

痤疮，又称“青春痘”，由多种因素导致的毛孔堵塞所引起，是青春发育期间常见的一种慢性炎症性皮肤病。它尤其好发于面部，油性皮肤者更易受到困扰，表现为白头粉刺、黑头粉刺、脓疱、结节、丘疹及囊肿等多种形式。部分患者病程短暂，有自然缓解乃至痊愈的趋势；而对于症状较为严重的患者，则可能遗留下疤痕。

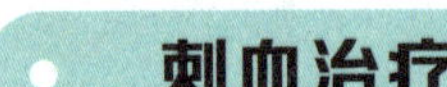

刺血治疗

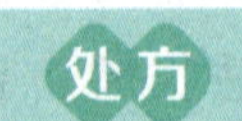

处方

主穴：耳尖、大椎
配穴：肺经蕴热证加风门、尺泽；湿热蕴结证加曲池、曲泽、足三里；瘀血阻滞证加脾俞、丰隆

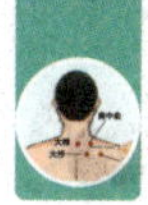

【定　　位】

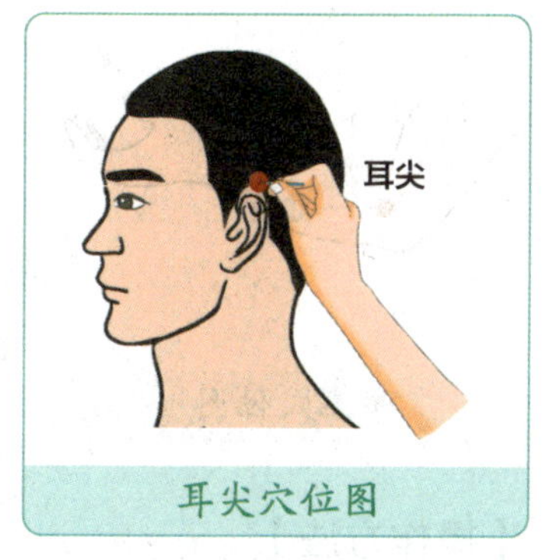

耳尖穴位图

耳尖：在耳区，在外耳轮的最高点。折耳向前时，耳郭上方的尖端处。大椎：在颈后部，后正中线上，第7颈椎棘突下凹陷中。风门：第2胸椎棘突下，旁开1.5寸。尺泽：屈肘时，在肘横纹中，肱二头肌腱桡侧凹陷处。曲池：在肘横纹外端，屈肘时，尺泽与肱骨外上髁连接线的中点。曲泽：肘微屈，肘横纹中央，肱二头肌腱尺侧缘。足三里：小腿前外侧，髌韧带外侧凹陷处直下3寸，胫骨前嵴处。脾俞：在第11胸椎棘突下，旁开1.5寸。丰隆：小腿前外侧，足外踝上约8寸，髌韧带外侧凹陷与外踝尖连线的中点。

【适应证型】

对证选用

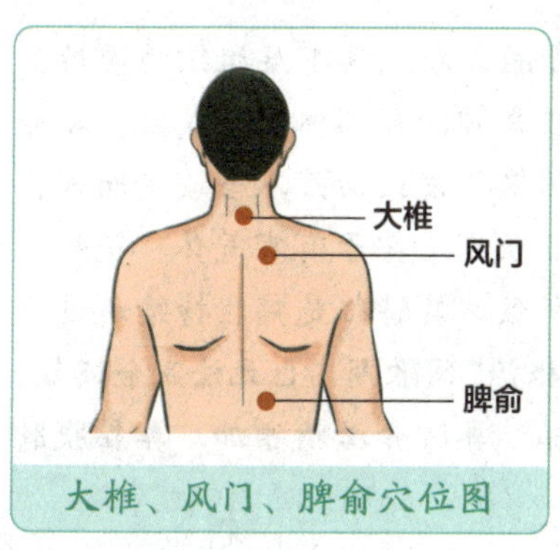

大椎、风门、脾俞穴位图

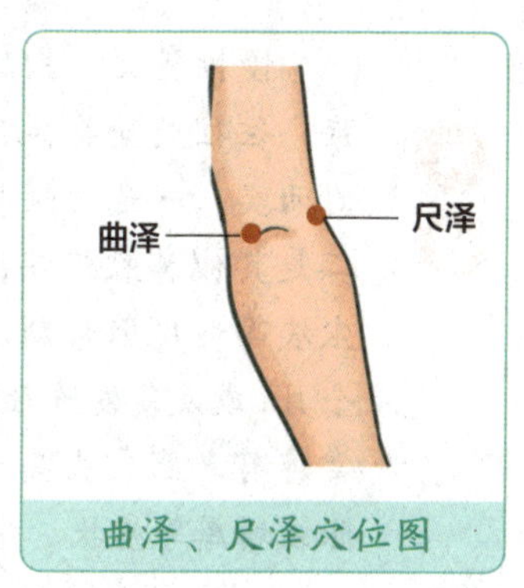

曲泽、尺泽穴位图

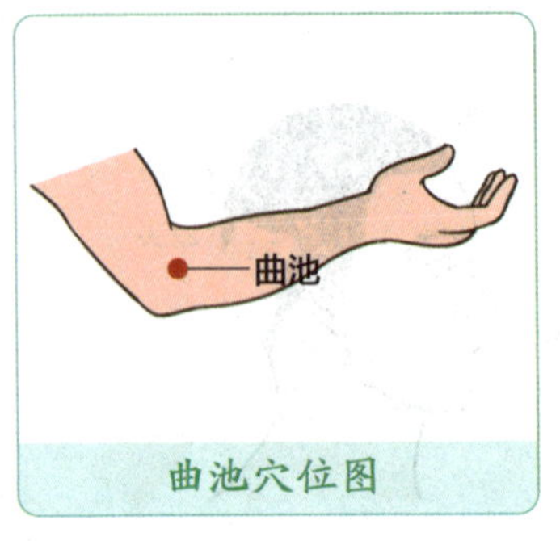

曲池穴位图

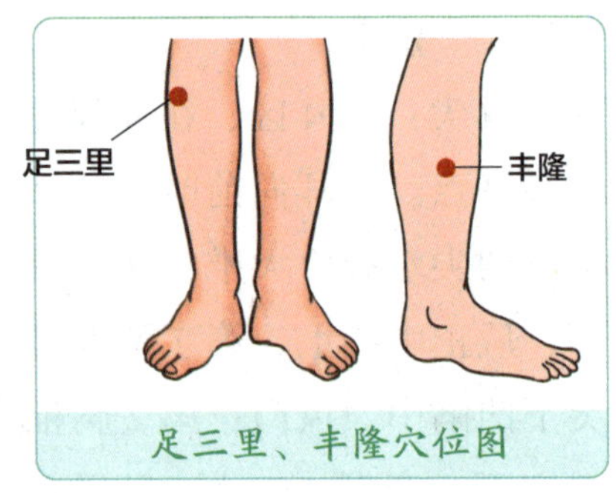

足三里、丰隆穴位图

【操作方法】

常规消毒后，用三棱针速刺耳尖并用手指挤压，使之出血 3~5 滴。大椎穴用三棱针刺破出血后，再用闪火法拔罐，留罐 5 分钟。其余穴位用三棱针点刺出血即可。隔日 1 次，10 次为 1 疗程，双侧耳尖穴交替治疗。

慢性鼻炎

病症

慢性鼻炎，指的是鼻腔黏膜及其下层组织的慢性炎症，往往是全身性疾病在鼻腔的局部体现。成因主要分为两类：一是急性鼻炎频繁复发或治疗不当演变而来；二是其他鼻腔疾病，以及长期暴露于有害气体、花粉、尘埃等环境因素刺激下所致。其特征是病程持续超过三个月，或反复发作且难以根治，间歇期内也无法完全恢复，常伴有鼻塞、头痛、流涕、鼻腔分泌物增加、鼻黏膜肿胀或增厚等症状。

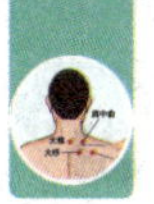

刺血治疗

处方 耳尖、风门、肺俞

【定　　位】

耳尖：在耳区，在外耳轮的最高点。折耳向前时，耳郭上方的尖端处。风门：第2胸椎棘突下，旁开1.5寸。肺俞：在第3胸椎棘突下，旁开1.5寸。

【适应证型】

风邪犯肺型

【操作方法】

用刺络加拔罐法。施术前，先轻揉搓耳尖部位，使其局部充血，常规消毒后，用三棱针快速刺入耳尖穴，使之出血，或挤压出血3~5滴。再用三棱针点刺肺俞穴和风门穴，使之出血少许，并用闪火法拔罐10分钟。隔日1次，中病即止。

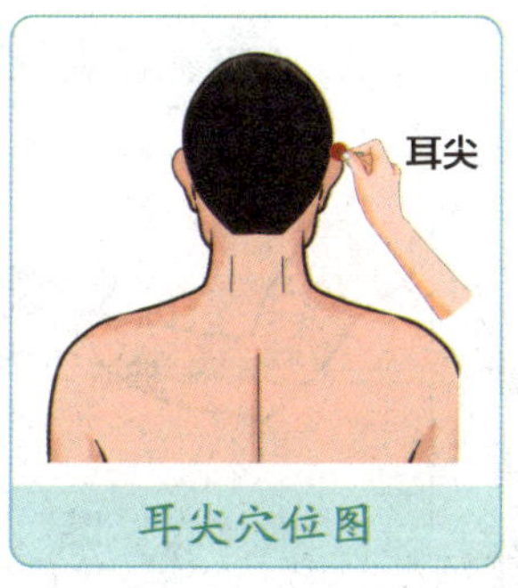

耳尖穴位图

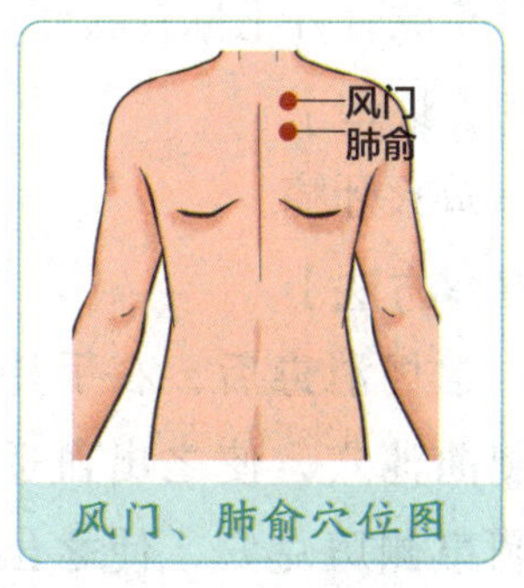

风门、肺俞穴位图

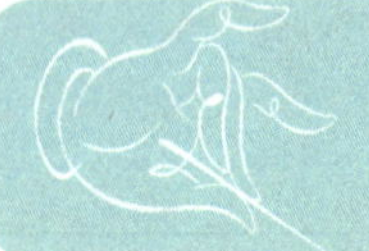

牙痛

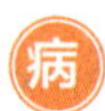

病症

牙痛，是口腔疾病中普遍存在的症状之一，为多种因素导致，患者不分年龄与性别。主要表现包括牙齿疼痛、影响咀嚼，遇冷、热、酸、甜的刺激时疼痛会显著加剧，夜间更为严重。还可能伴有牙龈出血、牙龈肿胀、牙龈组织退缩等症状。

刺血治疗

处方 厉兑、曲池

【定　　位】

厉兑：在足部，第2趾末节外侧，距趾甲角0.1寸（指寸）。曲池：在肘横纹外端，屈肘时，尺泽与肱骨外上髁连接线的中点。

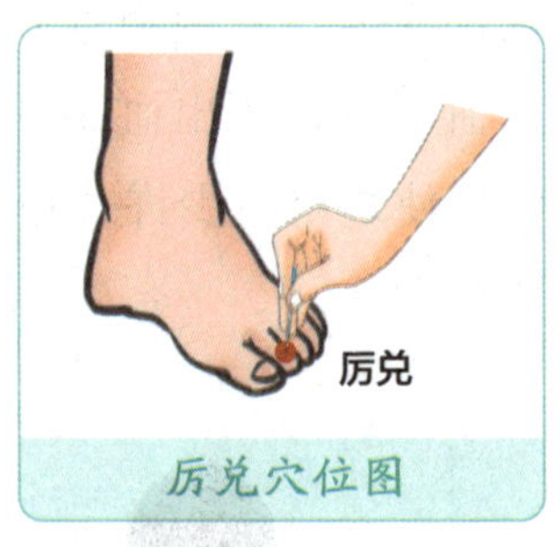

厉兑穴位图

【适应证型】

胃火牙痛

【操作方法】

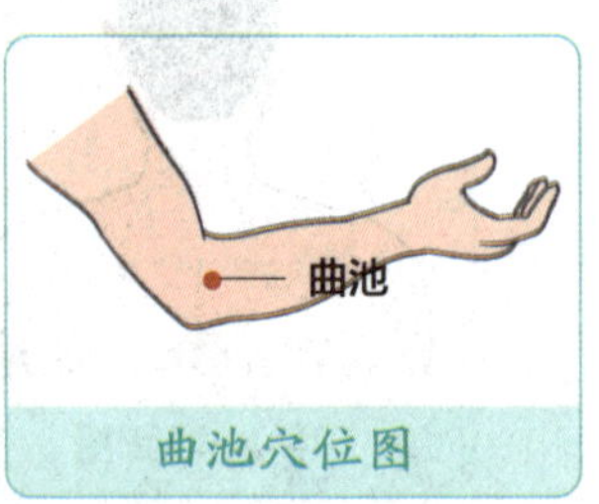

曲池穴位图

常规消毒后，右手持三棱针点刺曲池穴，使之出血适量；再点刺患侧厉兑穴，使之出血，并用双手挤压直至血色变淡为止，然后用消毒棉球按压止血。

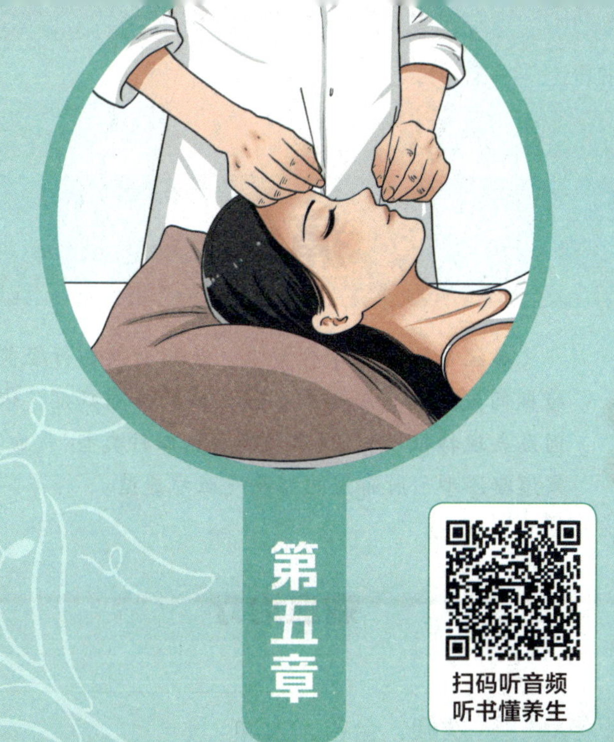

第五章

扫码听音频
听书懂养生

妇科与儿科疾病刺血疗法

刺血疗法具备清热泻火、活血化瘀及疏通经络的功效，能有效增强机体的自我调节功能。在妇科范畴内，该疗法被应用于缓解痛经、调整月经不调等病症；而在儿科领域，它则对小儿腹泻、高热等症状显示出良好的适用性。然而，实际应用时，必须综合考虑患者的年龄、体质状况及具体病情，以制订出符合个体需求的针对性治疗方案。

痛经

痛经在临床上十分常见，是指女性在行经前后或行经期间发生的下腹部或小腹区域的疼痛病症。依据其病因及表现特征，痛经通常被划分为四种类型：气血瘀滞型、寒湿凝滞型、肝郁湿热型及气血亏虚型。

刺血治疗

处方 次髎、合谷、太冲

【定　　位】

次髎：在骶部，髂后上棘内下方，正对第2骶后孔中。合谷：手背第1、2掌骨之间，约第2掌骨的中点处。太冲：在足背第1、2跖骨间隙后方凹陷处。

【适应证型】

气血瘀滞

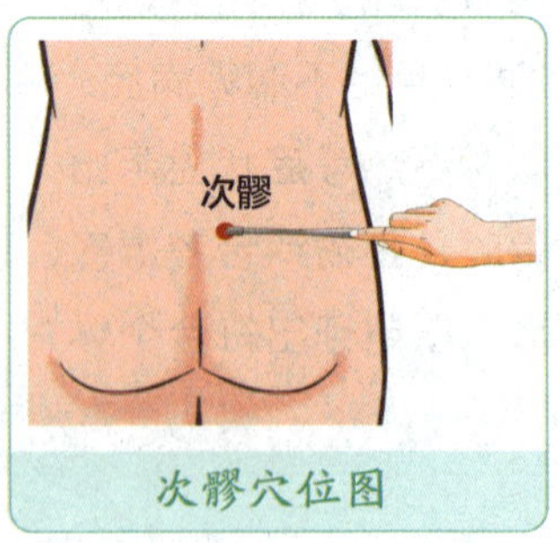

次髎穴位图

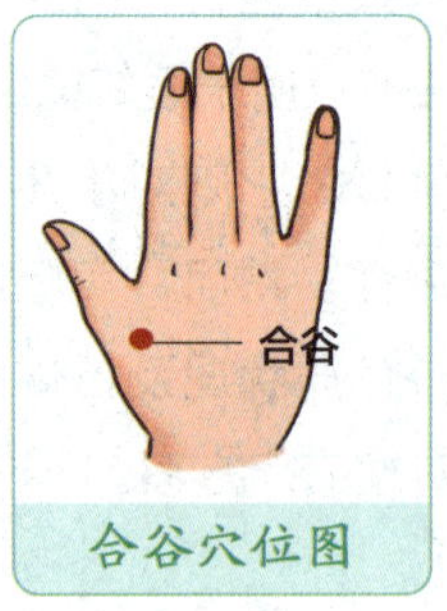

合谷穴位图

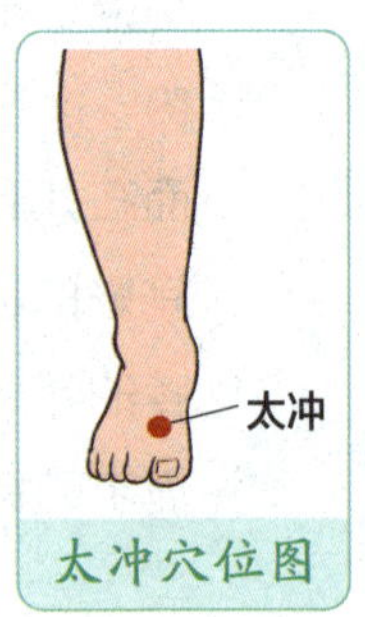

太冲穴位图

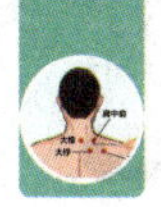

【操作方法】

患者取俯卧位。常规消毒后，用梅花针对上述穴位叩刺出血，用闪火法拔罐，留罐5~10分钟。每次月经来潮前3~5天开始治疗，每日或隔日1次，至月经来潮时止。每个月经周期为1疗程，以3个疗程为限。

月经不调

病症

月经不调作为一种常见的妇科疾病，病因可能是器质性病变或功能失常。其症状主要体现在月经周期的不规律上，或提前或延迟1~2周。或者出血量异常，颜色淡红或鲜红，经质稠或清稀，或是月经前、经期时出现腹痛及全身症状，比如伴有胸闷、心跳快、易怒、头晕、腰痛腰酸、小腹胀满、神疲乏力等情况。

刺血治疗

处方 肝俞、膈俞、三阴交、次髎、关元

【定　位】

次髎：在骶部，髂后上棘内下方，正对第2骶后孔中。肝俞：在第9胸椎棘突下，旁开1.5寸。膈俞：在第7胸椎棘突下，旁开1.5寸。三阴交：内踝尖上3寸，胫骨内侧后缘凹陷中。关元：前正中线上，肚脐中心下3寸。

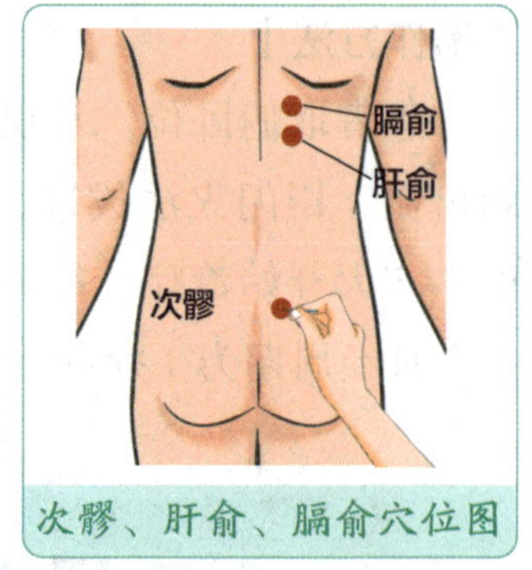

次髎、肝俞、膈俞穴位图

【适应证型】

月经先后无定期

【操作方法】

用点刺放血法。前4穴均取双侧。常规消毒后，用三棱针在所选穴位或压痛点上点刺放血，出血数滴后，在关元、次髎穴拔罐10分钟。隔日1次，治疗至下次月经来潮时止。待经后7日后，再行第2疗程。

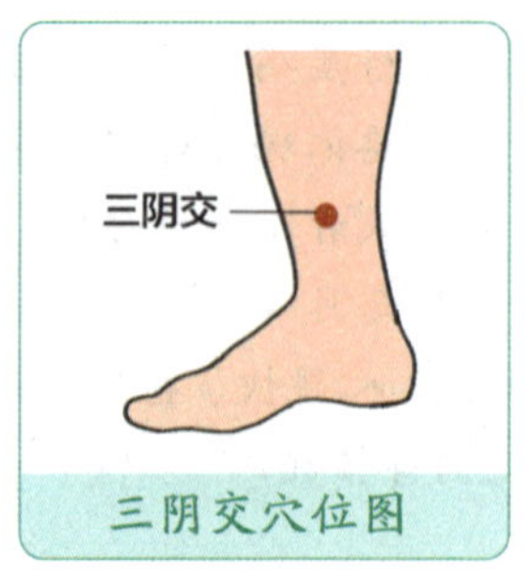

三阴交穴位图

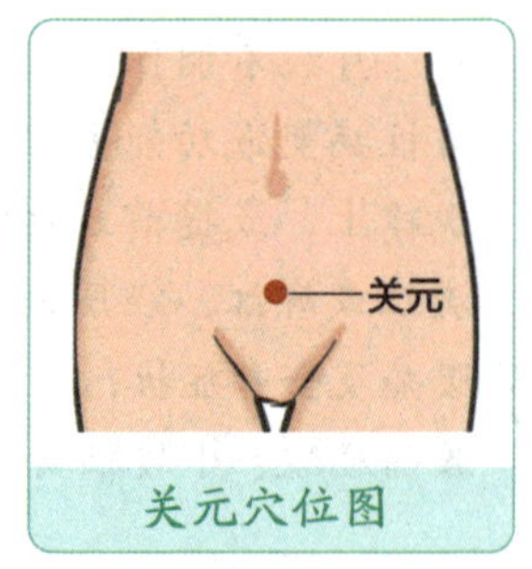

关元穴位图

小儿发热

病症

小儿发热，指的是小儿的体温超出了正常生理范围。小儿发热分为低热与高热两类：小儿体温持续高于正常值但不超过38℃时，即为低热；而当腋下温度高达39℃以上时，则视为高热。小儿发热的原因多种多样，它是多种疾病的典型表现，多数情况下是由于风热侵袭体外、热毒内攻所致。

刺血治疗

处方一 耳尖、大椎、商阳

【定　　位】

耳尖：在耳区，外耳轮的最高点。折耳向前时，耳郭上方的尖端处。大椎：在颈后部，后正中线上，第7颈椎棘突下凹陷中。商阳：食指末节桡侧，距指甲角旁0.1寸。

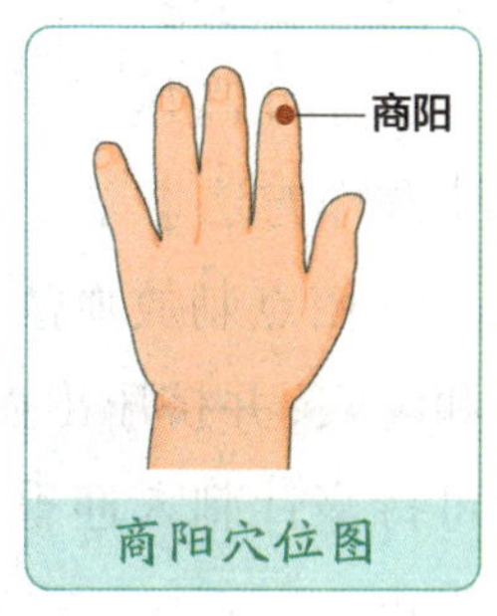

商阳穴位图

【适应证型】

小儿低热

【操作方法】

用点刺放血法。常规消毒后，右手持三棱针在穴位和附近血络处点刺2～3下，使之出血少许，再于大椎穴拔罐10分钟。每日或隔日1次，中病即止。

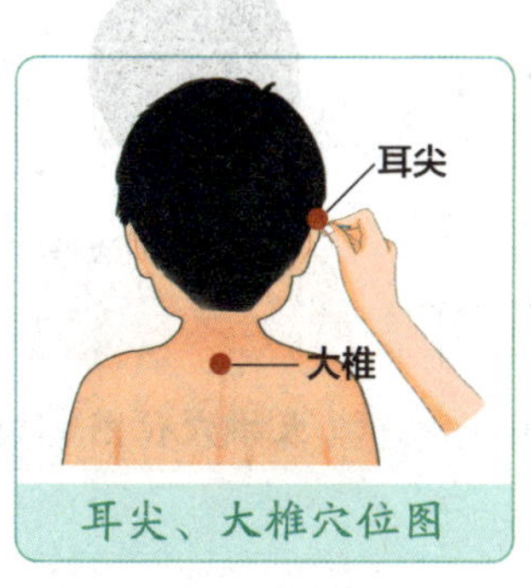

耳尖、大椎穴位图

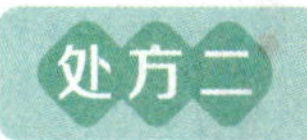

处方二

主穴：少商（双）、大椎

配穴：咽痛配二间；鼻塞配迎香；头痛配合谷

【定　　位】

少商：拇指末节桡侧，距指甲根角旁0.1寸。大椎：

在颈后部，后正中线上，第 7 颈椎棘突下凹陷中。二间：在食指，第 2 掌指关节桡侧远端赤白肉际处。迎香：位于鼻唇沟中，在鼻翼外缘的中点，旁开 0.5 寸。合谷：手背第 1、2 掌骨之间，约第 2 掌骨中点处。

【适应证型】

小儿高热

【操作方法】

用点刺放血法。常规消毒后，右手持三棱针点刺主穴和配穴，并挤压出血，以挤出黯血或血有黄点为好。如鼻塞，可持毫针刺入迎香，捻转鼻孔得气为度。每日 1 次，中病为止。

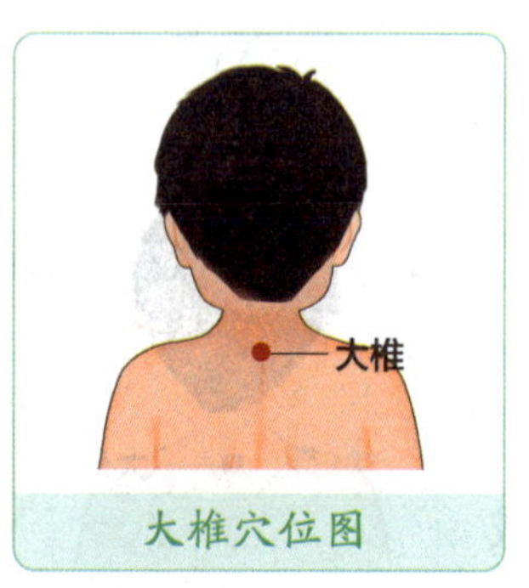

大椎穴位图

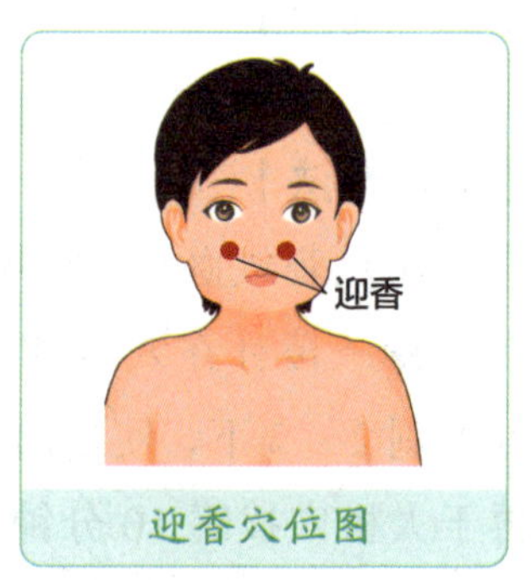

迎香穴位图

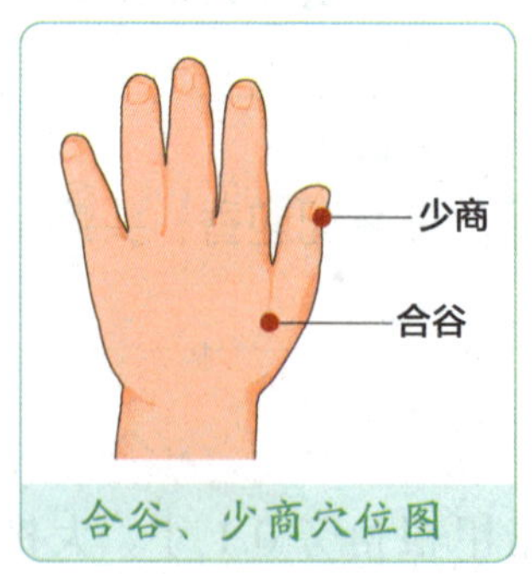

合谷、少商穴位图

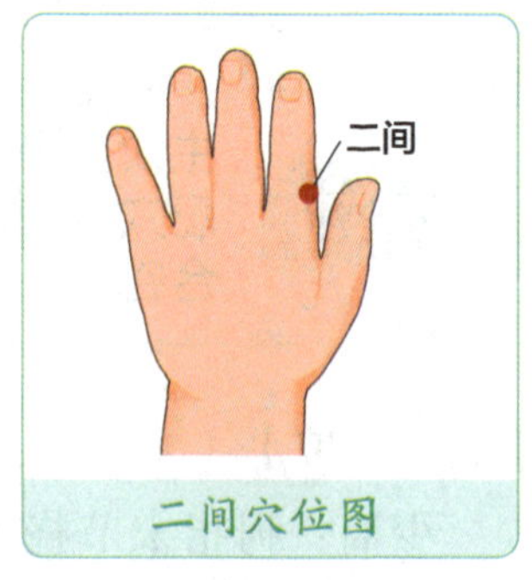

二间穴位图

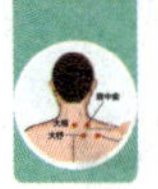

小儿腹泻

病症

小儿腹泻是小儿常见的多发病，婴幼儿为高发群体，由多种病原体和多种因素共同引发。其临床特征包括排便次数增加，粪便质地稀薄，或含有未完全消化的食物残渣，或呈水样便。此疾病在一年四季中均可发生，夏、秋两季的发病率尤为突出。

刺血治疗

处方

主穴：四缝

配穴：风寒泻证加梁丘、关元；伤食泻证加中脘、足三里；湿热泻证加阴陵泉、内庭；寒湿泻证加阴陵泉、关元

【定　　位】

四缝：在手指，第 2~5 指掌面的近侧指间关节横纹中央。一手 4 穴，且正好在横纹上。梁丘：在股前区，髌底上 2 寸，髂前上棘与髌底外侧端的连线上。关元：前正中线上，肚脐中心下 3 寸。中脘：在上腹部，肚脐中心上 4 寸，前正中线上。足三里：小腿前外侧，髌韧带外侧凹陷处直下 3 寸，胫骨前嵴处。阴陵泉：在小腿胫骨内侧，髁下缘凹陷处。内庭：在足背，第 2、3 趾间，趾蹼缘后方赤白肉际处。

【适应证型】

对证选用

【操作方法】

施术时，四缝穴每次取2个，以食、中、无名指为常用。常规消毒后，右手持小号三棱针在穴位和附近血络轻刺、快刺，每穴挤出血3~5滴，或黄白色黏液。再随证点刺配穴，使之出血适量。

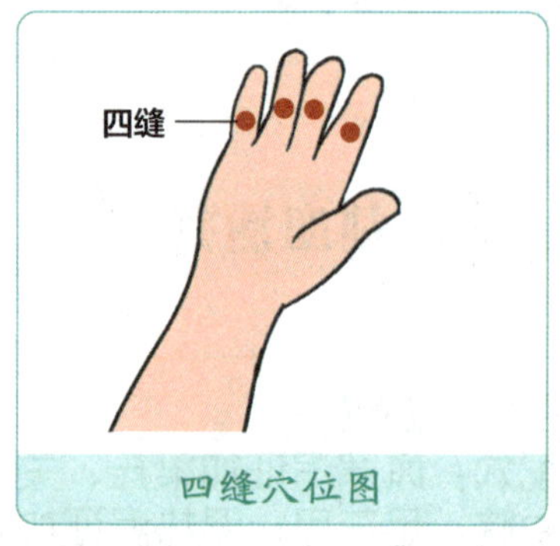

四缝穴位图

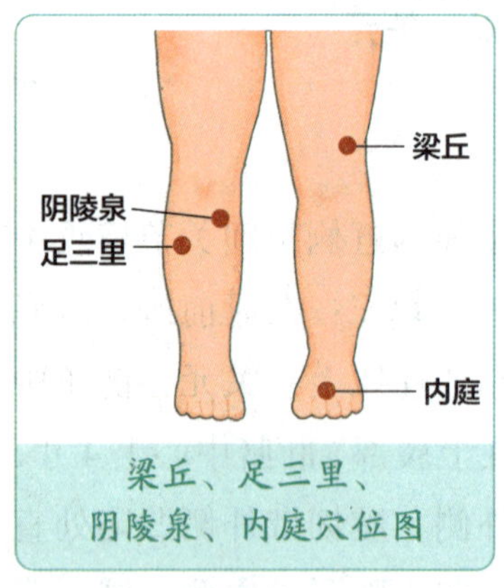

梁丘、足三里、阴陵泉、内庭穴位图

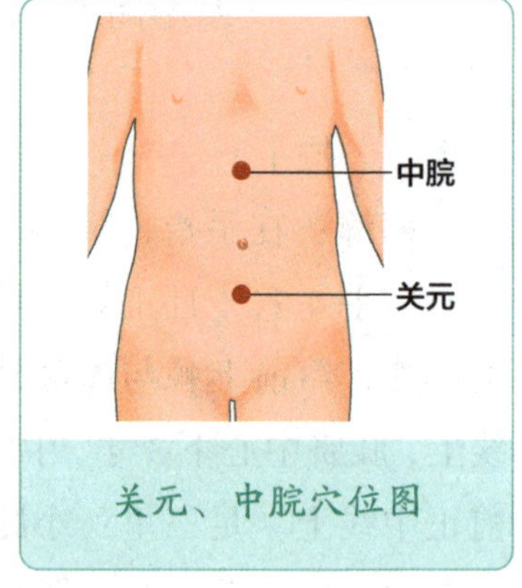

关元、中脘穴位图